国际食物与营养
战略政策分析

徐海泉 等 著

中国农业科学技术出版社

图书在版编目（CIP）数据

国际食物与营养战略政策分析／徐海泉等著 . --北
京：中国农业科学技术出版社，2021.12
ISBN 978-7-5116-5603-2

Ⅰ.①国… Ⅱ.①徐… Ⅲ.①食品营养-优质战略-
研究-世界 Ⅳ.①R151.3

中国版本图书馆 CIP 数据核字（2021）第 254271 号

责任编辑　崔改泵　周丽丽
责任校对　马广洋
责任印制　姜义伟　王思文

出 版 者　中国农业科学技术出版社
　　　　　北京市中关村南大街 12 号　邮编：100081
电　　话　(010)82109194(编辑室)　　(010)82109702(发行部)
　　　　　(010)82109709(读者服务部)
传　　真　(010)82109194
网　　址　http://www.castp.cn
经 销 者　各地新华书店
印 刷 者　北京建宏印刷有限公司
开　　本　170 mm×240 mm　1/16
印　　张　5.75
字　　数　80 千字
版　　次　2021 年 12 月第 1 版　2021 年 12 月第 1 次印刷
定　　价　36.00 元

《国际食物与营养战略政策分析》
著者名单

主　著：徐海泉　农业农村部食物与营养发展研究所

著　者：乌日娜　农业农村部食物与营养发展研究所

　　　　白晋睿　农业农村部食物与营养发展研究所

　　　　缐孟瑶　农业农村部食物与营养发展研究所

　　　　李夏清　农业农村部食物与营养发展研究所

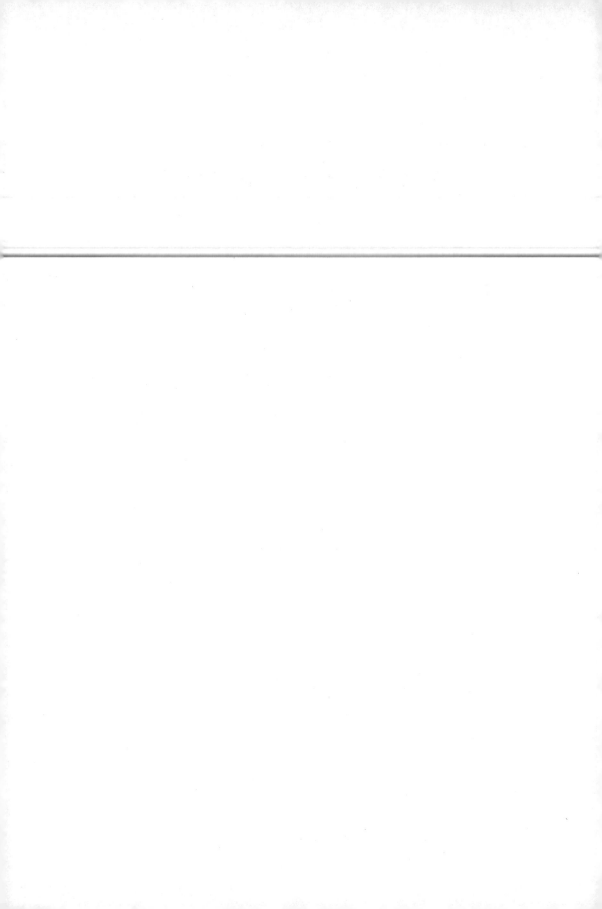

感谢国家自然科学基金委青年科学基金项目（项目号：71804079）、国际（地区）合作与交流项目（项目号：71861147003）、中国农业科学院科技创新工程专项、中央级公益性科研院所基本科研业务费项目等对本书的资助！

感谢农业农村部食物与营养发展研究所对本研究的支持！感谢在本书出版过程中所有参与人员的辛勤付出！

目　　录

第一章 国际组织机构食物与营养发展理念

一、联合国粮食及农业组织

（一）概况

联合国粮食及农业组织（Food and Agriculture Organization of the United Nations，FAO）正式成立于 1945 年 10 月 16 日，简称"粮农组织"，属联合国专门机构。其宗旨是提高世界各国人民的营养水平和生活水准，提高所有粮农产品的生产和分配效率，改善农村人口的生活状况，促进世界经济的发展，并最终消除饥饿和贫困。共有 194 个成员国、1 个成员组织（欧洲联盟）和 2 个准成员（法罗群岛、托克劳群岛）。主要活动包括作为世界粮农领域的信息中心，搜集和传播世界粮农生产、贸易和技术信息，促进成员国之间的信息交流；向成员国提供技术援助，以帮助提高农业技术水平；向成员国特别是发展中成员国家提供农业政策支持和咨询服务；商讨国际粮农领域的重大问题，制定有关国际行为准则和法规。

中国是联合国粮农组织创始成员国之一，1973 年恢复在该组织席位以来，一直是理事会成员国。联合国粮农组织积极支持中国农村改革和农业发展。1978 年至今，联合国粮农组织在中国实施了近 500 个国内、区域和国际项目。同时中国积极履行成员国义务，广泛参与和支持联合国粮农组织活动，1983 年在北京设立驻华代表处。

2008 年 9 月，时任国务院总理温家宝在联合国千年发展目标高级别会议上宣布设立特别信托基金，用于帮助发展中国家提高农业生产能力的项目和活动。2015 年 6 月，时任国务院副总理汪洋出席联合国粮农组织"反饥饿杰出进展"特别活动并致辞。中方与粮农组织签署南南合作信托基金第二期协议。2018 年 6 月 6 日，中方与联合国粮农组织共同在粮农组织总部罗马举办主题为"减贫和粮食权的保障"的展览，多层次展示中国的减贫行动和成就，以及中国为保障包括中国人民在内的各国人民粮食权所做出的重要贡献。2019 年 6 月 23 日，联合国粮农组织第 41 届大会在意大利罗马举行并选举产生第九任总干事，时任农业农村部副部长屈冬玉高票当选，成为粮农组织历史上首位中国籍总干事。2020 年 9 月，国家主席习近平在第 75 届联大一般性辩论上发表重要讲话，宣布中国将设立第三期中国—粮农组织南南合作信托基金。

（二）食物与营养发展理念

1.《2022—31 年战略框架》2021 版

2021 年 6 月 18 日，粮农组织第四十二届会议闭幕日当天通过了该组织面向未来十年的新版《2022—31 年战略框架》（以下简称框架），旨在支持落实《2030 年可持续发展议程》，着力推动转型，建设更高效、更包容、更有韧性且更可持续的农业粮食体系，并围绕更好生产、更好营养、更好环境和更好生活这"四个更好"，力争不让任何人掉队。《框架》侧重于实现可持续发展目标 1（无贫困）、目标 2（零饥饿）和目标 10（减少不平等），并支持实现其他各项可持续发展目标（附录 4）。

为实施该《框架》，粮农组织将在所有干预计划中应用 4 个跨领域"加速因素"，根据各国优先重点最大限度地采取行动，力争兼顾各项目标。这 4 个"加速因素"分别为技术、创新、数据和互补因素（治理、人力资本和制度）。

《框架》确立了 20 个计划重点领域，代表粮农组织在这些跨学科、问题导向的技术主题领域中具有比较优势、既往成绩和行动能力。20 个计划重点领域将指导该组织填补关键缺漏，为推动变革创造必要条件，最终促进实现选定的可持续发展目标具体目标。

在《2030 年可持续发展议程》中，在可持续发展目标 2（零饥饿）中明确提出，粮食安全（即人人享有安全、有营养的食物）是其基础，同时贯穿于所有目标之中。消除极端贫困、应对气候挑战、建设社区抵御能力和负责任地管理自然资源和丰富的生物多样性刻不容缓，确保粮食安全与这些任务密不可分。简而言之，为了实现《2030年可持续发展议程》，必须从根本上改变我们的农业粮食体系。

2. "手拉手" 行动计划

2020年9月1—4日，亚洲及太平洋区域会议第三十五届会议上，粮农组织发起了"手拉手"行动计划。

"手拉手"行动计划是粮农组织基于实证、由国家牵头和主导的一项行动计划，旨在加快农业转型和农村可持续发展，促进消除贫困（可持续发展目标1），消除饥饿和一切形式营养不良（可持续发展目标2）。通过促进实现作为《2030年可持续发展议程》根本性目标的可持续发展目标1和目标2，该行动计划希望为所有可持续发展目标的实现做出贡献。

该行动计划采用有力的结对帮扶举措，主动帮助受援国与捐助方、私营部门组织、国际金融机构、研究机构以及民间社会组织结对子，以调动实施手段，支持加快落实行动。行动计划的优先重点对象为贫困和饥饿问题最为集中或面临历史、冲突和自然灾害等问题而能力极为有限的国家或国内局部地区。行动计划还引入了监测和影响力分析框架。

为引导各伙伴协同开展行动，并与国家可持续发展优先重点保持一致，"手拉手"行动计划采用了最先进的工具，包括先进的地理空间建模与分析方法，尽可能寻求机遇，为农村贫困人口提高收入，减轻不平等和脆弱性。行动计划还利用这些工具，对经济机遇提出基于实证的观点，并推动政策干预措施、创新、投融资和体制改革更具针对性且更为因地制宜。

3. 生物多样性公约

2016年12月2日，粮农组织在《生物多样性公约》第十三次缔约方会议上表示，维护生物多样性对粮食生产、保护基础生活和农村生计至关重要。此次会议侧重于将生物多样性纳入相关部门，特别是农业、渔业、林业和旅游业的主流工作，促进实现可持续发展目标、气候行动、粮食安全和其他人类发展目标。此次会议讨论的主题是如何将生物多样性与气候和商业举措、供应链，可持续生产和消费以及如何组织有效的伙伴关系和融资安排等联系起来。

4. 联合国 "营养行动十年" 计划 (2016—2025年)

"营养十年" 目标是联合国提出的一项明确、有时限的行动框架，利用现有架构和资源来落实第二届国际营养大会和《2030年可持续发展议程》中提出的各项承诺，具体措施（简单列举有关营养的措施）和建议如下。

（1）具体措施

①推动和促进各部门多个行动方，包括新出现的行动方，协调统一目前各自正在开展的行动，以推动全球实现消除一切形式营养不良和不让任何人掉队的目标。

②支持各国为消除各种形式营养不良及其根源而做出的努力。

③促进将第二届国际营养大会各项承诺和《2030年可持续发展议程》有效转化为具体、由各国自主的政策和计划。

④动员所有潜在行动方做出政策及资金承诺，以实现第二届国际营养大会提出的全球营养目标和膳食相关非传染性疾病目标以及可持续发展目标。

（2）建议

"营养十年" 中的行动将围绕6个跨部门、综合性领域展开，这些领域均依据第二届国际营养大会《行动框架》中提出的各项建议确定，分别如下。

①通过可持续、具有抵御能力的粮食系统促进健康膳食。

②能提供全民覆盖、必需营养行动的统一卫生体系。

③社会保护和营养教育。

④通过贸易和投资改善营养。

⑤为各年龄段的营养提供安全、有利的环境。

⑥强化营养治理和问责。

5. 第一届国际营养大会

1992 年，在罗马举行了第一届国际营养大会，呼吁为解决营养不良问题做出全球承诺。来自世界各个国家和地区的部长或全权代表们共同签署了世界营养宣言，表达了世界各国为消灭饥饿和减少各种形式的营养不良，为世界上所有人持久的营养福利而共同努力的决心。

参加国际营养会议的各国全权代表们一致承诺，保证在 1994 年年底以前根据全球改善营养行动计划的原则和战略修改制定各国的国家行动计划，保证在本 10 年内大量减少饥饿和饥荒；减少广泛慢性饥饿现象；减少营养不良，特别是儿童、妇女和老年人中的营养不良；减少微量营养素缺乏症，特别是铁、碘和维生素 A 缺乏症；减少与膳食有关的传染性和非传染性疾病；还有减少母乳喂养的障碍及不安全饮水等。

6. 第二届国际营养大会

2014 年粮农组织和世界卫生组织第二届国际营养大会（ICN2），得出两个主要的成果文件，即《营养问题罗马宣言》和《行动框架》。

第二届国际营养大会旨在就应对包括营养不足、微量营养素缺乏症和超重在内的主要营养挑战创建共识，以实现世界卫生大会确立的 2025 年全球营养目标。

（1）营养问题罗马宣言

《营养问题罗马宣言》认识到营养不良对包容性可持续发展和健康构成的多重挑战，以及认识到各种形式的营养不良问题，造成营养不良问题的根本原因和影响因素是复杂和多方面的；某些社会经济和环境变化会对膳食结构和体力活动模式造成影响；有必要应对气候变化和其他环境因素对粮食安全和营养的影响；贸易是实现粮食安全和营养的一个关键要素等。

另外，第二届国际营养大会《营养问题罗马宣言》强调了可持续粮食系统对营养问题的重要性，以及目前粮食系统为提供安全充足的食物和促进多样化、平衡、健康的饮食而面临的挑战。

《营养问题罗马宣言》在此认识的基础上，制定共同愿景，采取全球行动，消除一切形式的营养不良，如增加对有效干预计划和行动的投资，以期改善人们的饮食和营养；制定从生产到消费的和相关部门之间的一致公共政策，加强可持续粮食系统；在相关的国家策略、政策、行动计划和方案中提高营养问题的地位，并相应协调各类国家资源；通过改善健康与营养信息和开展教育，赋予人们权能，为有关食品的知情决定创造一个有利环境等行动来应对各种形式营养不良造成的多重挑战等。

（2）行动框架

《行动框架》宗旨是指导落实第二届国际营养大会通过的《营养问题罗马宣言》中的各项承诺。

基于现有各项承诺、目标和指标，《行动框架》提出一套政策方案和战略建议，可供政府与其他利益相关者合作，酌情纳入其有关营养、卫生、农业、发展和投资的国家计划，并在有关国际协议的谈判中加以考虑，以期改善所有人的营养状况。提出的部分行动建议如下。

建议8：审查国家政策和投资活动，将营养目标纳入粮食和农业政策、计划设计和实施过程，加强营养敏感型农业，确保粮食安全，实现健康膳食。

建议9：加强地方粮食生产和加工，尤其是小农和家庭农户的粮食生产和加工能力，要特别关注妇女赋权问题，同时认识到有效高效的贸易是实现营养目标的关键所在。

建议14：鼓励在食品和饮料中逐渐减少饱和脂肪、糖、盐/钠以及反式脂肪的含量，并根据需要增加食品营养素含量。

建议15：探索监管性和自愿性手段，如符合食品法典和世界贸易组织规则的营销、宣传和标签政策、经济激励手段或限制措施等，以促进健康膳食。

建议16：制定食品或基于营养的标准，以便公共设施提供健康膳食和安全饮用水，如医院、托儿所、工作场所、大学、学校、餐饮服务场所、政府机关和监狱等，同时鼓励为母乳喂养建立相应设施。

建议 19：根据国家膳食准则以及粮食和膳食相关的统一政策，开展营养教育和信息干预活动，手段包括改进学校课程；在卫生、农业和社会保护服务、社区干预以及销售点信息（包括加贴标签）等领域开展营养教育。

建议 22：将营养目标纳入社会保护计划和人道主义援助安全网计划。

建议 23：利用现金和粮食转移方式，包括学校供膳计划及其他针对弱势群体的社会保护形式，通过更好地获取遵守国家和国际法律及义务，符合个人信仰、文化、传统、饮食习惯、喜好，营养上适合健康膳食的食品来改善膳食。

建议 25：加强卫生保健体系，推动全民医保，特别是通过初级卫生保健，使国家卫生体系能够解决各种形式的营养不良问题，尤其是满足弱势群体的特殊需求。

建议 26：实施正确战略，加强人力资源、领导和治理，改进卫生系统筹资和服务，以及确保提供基本药物、信息和监测，改进把营养行动纳入卫生保健体系的工作。

建议 27：促进人们普遍享用所有直接营养行动以及通过卫生保健计划对营养问题产生影响的相关卫生保健行动。

建议 28：划拨相应财政资源，制定适当政策，实施世卫组织《婴幼儿喂养全球战略》、世卫组织《2012—2025 年孕产妇和婴幼儿营养全面实施计划》以及世卫组织《2013—2020 预防和控制非传染性疾病全球行动计划》。

建议 34：采取相关政策和行动并筹措资金，通过实施基于社区的急性营养不良管理，扩大消瘦治疗范围，并提高儿童疾病综合管理。

建议 36：制定政策并加强干预措施，改善孕产妇营养和保健，这项工作应首先从少女着手，并扩展至孕期和哺乳期女性。

建议 38：为孕期妇女提供健康增重和充足营养相关的饮食咨询。

建议 39：改善儿童营养状况和成长，特别是让母亲了解到辅食的供应和销售，并改善婴幼儿补充营养餐计划。

建议 42：通过食用高营养食品，特别是在必要情况下食用富含铁的食品，提高微量营养素的摄入，通过强化和补充战略，促进健康、多样化膳食。

7. 支持在国家粮食安全范围内的逐步实现重组食物权的自愿准则

2004 年 11 月举行粮农组织理事会第 127 届会议通过"支持在国家粮食安全范围内的逐步实现充足食物权的自愿准则"。其准则 10 营养中提到的部分内容如下。

①各国应采取措施，保持、采纳或加强膳食多样性、健康膳食习惯和食物制作方法以及喂养方式，包括母乳喂养，同时确保粮食供应量及其获得的变化，不对膳食结构和摄入量产生消极影响。

②各国也可考虑采取步骤，特别是通过教育、宣传和标签管理，防止有可能导致营养不良、肥胖和退化性疾病的过度消费和不平衡膳食。

③各国不妨让社区和地方政府参与设计、实行、管理、监测和评估旨在提高生产和消费健康而富营养的食物，特别是微量营养素丰富的食物计划。各国不妨推广家庭和学校菜园，作为消除微量营养素不足和促进健康膳食的关键内容。各国也可考虑制定强化食品条例，防治微量营养素缺乏，如碘缺乏、铁缺乏和维生素 A 缺乏等。

④各国应考虑艾滋病毒携带者或艾滋病患者及其他流行病患者的特殊食物和营养需要。

⑤各国应按照世卫组织和联合国儿童基金会的建议，根据本国文化、《国际母乳替代品销售规范》和世界卫生大会随后的决议，采取适当措施，促进和鼓励母乳喂养等。

二、世界卫生组织

（一）概况

世界卫生组织（World Health Organization，WHO）于 1948 年成

立，简称"世卫组织"，为联合国专门机构。其宗旨是促使全世界人民获得尽可能高水平的健康。该组织将健康定义为"身体、精神和社会生活的完美状态"。

（二）食物与营养发展理念

1. 世界卫生组织全球食品安全战略

第53届世界卫生大会在WHA53.15号决议中要求世界卫生组织总干事制定监测食源性疾病的全球战略并开展一系列有关食品安全与健康的其他活动。世界卫生组织因此组织召开了关于食品安全的战略计划会议（2001年2月20—22日，于日内瓦召开），经过与会员国的进一步磋商之后，世界卫生组织拟定了一项包括本文件所述的监测工作在内的全球食品安全战略。

1）全球食品安全问题

微生物危害和它们可引起的食源性疾病日益成为一个重要的公共卫生问题。很多国家在过去几十年中报告了主要由食物传播的微生物，例如沙门氏菌属和弧菌属引起的疾病有显著增加。在食物链中出现了新的严重危害，例如肠出血性大肠杆菌和牛海绵状脑病。

化学危害仍是食源性疾病的一个重要来源。食品中的化学污染包括天然毒素，例如真菌和海洋毒素，环境污染，例如汞和铅，以及植物中自然产生的物质。食物链中有意使用了食品添加剂、微量营养素、杀虫剂和兽药；然而，首先必须确保所有这类使用均为安全。

尽管已证实传统的做法大部分是成功的，但是，目前的危害性评估也需要考虑易感人群，对几种化学品合并的低水平接触，内分泌影响，以及对胎儿神经系统发育的影响。需要更多的有关食物摄入和污染物浓度的数据，特别是在发展中国家，以便有可能评估和管理这些危害，包括制定国家和国际标准。

诸如遗传工程、食品照射、先抽真空然后充惰性气体的包装等新技术可以改善食品生产和食品安全。然而，在广泛采用这些技术之前应客观和严格地评估与应用这些技术有关的潜在危害。应该有效地传播风险评估的依据，以使公众能够在这项工作的早期阶段进行参与。

评估应建立在国际公认的准则之上，并应结合考虑其他因素，如健康的益处、社会经济因素、道德伦理问题和环境问题。

提高食品安全方面的能力是大多数国家，特别是发展中国家的基本要素。可将来自具有完善食品安全系统的国家正反两方面的经验用作改善全球这一系统的一种手段。食源性疾病不仅对健康，而且对发展均具有重要影响。此外，食品贸易的全球化和国际食品标准的制定提高了对食品安全与发展中国家出口能力之间关系的认识。

将食品安全列入政治议程是减少食源性疾病的第一步；然而，即便迈出了这一步，很多发展中国家仍缺乏实施食品安全政策的技术专长和财务资源。为了保护健康和促进食品贸易而由捐助方为能力建设提供支持将有助于建立一个持续发展的框架。

2) 世界卫生组织全球食品安全战略

（1）目标

减轻食源性疾病对健康和社会造成的负担。

（2）方法

通过三项行动方针可实现这项目标，一是对发展以风险为基础的、持续的综合食品安全系统给以宣传和支持；二是设计整个食品生产链以科学为依据的措施，这些措施将能预防对食品中不可接受的微生物和化学品水平的接触；与其他部门和伙伴合作，评估和管理食源性风险并交流信息。

（3）措施

监测食源性疾病。监测工作是制定减少与食品有关风险的国家战略的基础。有关食源性疾病本质和程度的详细且精确的知识是采取行动降低这些程度的先决条件。因而，目前大多数国家有关食源性疾病的可靠资料的缺乏是采取以证据为基础的干预措施的一项主要障碍。使用监测点及区域和国际实验室网络的监测系统在大多数区域将取得重大进展。此外，需要有国际上认可的方法调查食源性疾病，并在风险的基础上将它们与食品污染相联系。这需要采取学科间途径，其中包括卫生和农业部门的致力于食源性疾病和食品安全的所有部门。

会员国对加强监测食源性疾病的系统作出承诺至关重要。世界卫生组织将促进加强以实验室和流行病学研究结果为基础的监测系统并加强它们与检查食品污染的规划之间的联系。世界卫生组织及其合作中心将为监测食源性疾病而促进发展中国家和全球的重要警戒点。

改进风险评估。世界卫生组织将与粮农组织合作，发展进行适宜风险评估的手段。在这些手段的帮助下，世界卫生组织和粮农组织联合专家小组将收集有关食品中的化学品和微生物及其与食源性疾病之间关系的情报。可将这类评估作为制定国际标准和准则以及国家食品条例或其他活动的依据。提供这些手段和情报信息能够在国家之间，包括发展中国家，有效地转让风险评估技术和资料。

制定微生物风险评估准则为确定今后的干预措施重点提供了一项手段。通过使用预防措施来加强微生物危害的有效管理，这类措施如作为预防食品危害要点程序控制手段的危害分析和关键点控制（HACCP）系统。应对经修订适合发展中国家情况的这些新手段进行宣传，以便通过减少食品的微生物危害及其有关疾病而促进公众健康。

新技术的安全性。世界卫生组织将促进一种统一程序，生产和安全使用源自包括遗传工程在内的新生产方法的食品。这一程序得到一个评估框架的支持，框架包括安全性方面的考虑、健康益处、环境影响，以及社会经济影响。这一框架为国际上认可的评价新技术安全性的方法和准则，为指导会员国制定关于使用源自新技术的食品以及食品成分的政策提供了一个依据。

食品法典中的公共卫生。世界卫生组织将努力确保在食品法典委员会的重点中反映消费者的健康问题。在这方面，世界卫生组织正在全面审议和优化委员会的工作。总而言之，世界卫生组织争取卫生部门更多地参与食品法典的标准、准则及建议方面的制定工作。世界卫生组织将支持发展中国家有效地参与委员会的工作。

风险交流。应以一种容易理解的形式交流风险分析的结果。世界卫生组织将支持发展方法，以加强包括消费者在内的利害相关者之间的对话和对交流的参与，应该对评估风险交流有效性的方法进行评价。根据目前已经发展的方法，世界卫生组织将为目标人群编制食品安全出版物及其他印刷品。

国际合作。世界卫生组织将努力建立一个国际食品安全协调工作组，以确保对食品安全采取有效的统一措施。这一工作组应适用于协调由国际机构开展的国家级食品安全活动。世界卫生组织将支持会员国把卫生问题纳入有关食品贸易全球化方面的考虑。

能力建设。世界卫生组织将在城组织全球食品安全战略以及区域诸如技术支持、教育方法和培训方面的具体需求的基础上制定区域食品安全战略。需要提供捐赠支持，以便将食品安全列入发展中国家的公共卫生工作中。为了进一步加强能力建设，将建立一个世界卫生组织合作中心网络。

2. 饮食、身体活动与健康全球战略

在 WHA55.23 号决议中要求世界卫生组织总干事就非传染病综合预防向执行委员会第 113 届会议提交一份进展报告并在更新的世界卫生组织预防和控制非传染病战略的框架内制定一项饮食、身体活动与健康全球战略。要求采取的进一步行动包括确保以多学科和多部门措施指导这一全球战略和加强与联合国系统其他组织以及包括世界银行、国际非政府组织和私立部门在内的其他伙伴合作，以便在全球和区域间各级实施计划和促进国际级能力建设。

2004 年世界卫生大会上通过了《饮食、身体活动与健康全球战略》。第 57 届世界卫生大会上敦促会员国：酌情结合国家情况制定、实施和评价战略中建议的行动，作为其总体政策和规划的一部分，以便通过健康饮食和身体活动促进个人和社区健康，并减少非传染病的风险和发病率；促进包括健康饮食和身体活动并促成能量平衡的生活方式；加强现有结构或建立新的结构，通过卫生和其他有关部门实施战略，以监测和评价其有效性并指导资源投资和管理，从而减少非传染病的患病率及与不健康饮食和缺乏身体活动有关的危险；鼓励和培养有利于个人通过采纳包括健康饮食和身体活动的生活方式履行其健康责任的环境。

3. 关于制定和使用以食品为基础的饮食准则的技术报告

随着新千年的临近，来自亚洲地区的营养科学家认为这是一个评估亚洲地区人口健康和营养状况的好时机，亚洲地区人口占世界人口的50%以上。至关重要的是要认识到，亚洲地区人口的充足和适当营养是一个要实现的目标，因为这是人民身体健康和福祉及其发展的基础。据报道，在此期间人群健康状况出现了惊人的改善，婴儿死亡率下降，预期寿命增加，而脚气病和糙皮病等几种营养障碍几乎消失，但营养不良和铁、碘、维生素 A 缺乏等微量营养素缺乏症在许多国家持续存在，对健康构成挑战。此外，与饮食有关的慢性非传染性疾病给卫生服务带来了沉重负担，并且已经成为东南亚地区一些国家死亡和残疾的主要原因。随着城市化进程的加快、饮食习惯和生活方式的改变，这种令人担忧的情况在未来几年肯定会变得更加严重。这样看来，亚洲地区国家既要承担尚未根除的老问题，又要应对正在出现的新问题的双重负担。未来的挑战是制定战略，既能改善因贫困造成的营养不足，又能预防与饮食有关的慢性非传染性疾病。现在有必要根据科学证据采取全面和多方面的预防行动，以促进所有人的健康营养。

因此，根据世卫组织和粮农组织的膳食指南，建议将基于食物的膳食指南（FBDG）作为该预防策略的一部分。FBDG 为选择和消费营养充足、安全、健康和负担得起的饮食提供建议的框架，并鼓励健康的生活方式。根据研讨会上提供的科学数据，起草委员会已将FBDG 推荐为国家委员会的核心膳食指南。因此，委员会意识到需要在该地区的国家层面制定 FBDG，以考虑在其国家占主导地位的与饮食相关的公共卫生问题；同时具有文化敏感性，并考虑到传统的饮食习惯、习俗、烹饪习惯等，并了解这些人群中目标群体的需求。

4. 促进国家层面水果和蔬菜的消费框架

非传染性疾病（NCD），尤其是心血管疾病（CVD）、癌症、肥胖和2型糖尿病，目前每年造成的死亡人数超过任何其他死亡原因。

这些疾病的流行病学中的 4 个因素，不良饮食、缺乏身体活动、烟草和酒精使用，对公共卫生至关重要。

水果和蔬菜是健康饮食的重要组成部分，如果每天摄入足够的量，可以帮助预防心血管疾病和某些癌症等重大疾病。根据《2002年世界健康报告》据估计，水果和蔬菜摄入不足导致全球约 31%的缺血性心脏病和 11%的中风。总体而言，如果水果和蔬菜的消耗量充分增加，估计每年可挽救多达 270 万人的生命。基于食用蔬菜和水果作为膳食纤维、植物蛋白和保护性微量营养素的膳食来源的长期已知健康益处，这方面的建议倾向于补充和加强其他有效信息。最近粮农组织和世卫组织关于饮食、营养和预防慢性病的联合专家磋商会建议每天至少摄入 400 克水果和蔬菜（不包括马铃薯和其他淀粉块茎），以预防心脏病等慢性病疾病、癌症、糖尿病和肥胖症，以及预防和缓解几种微量营养素缺乏症，尤其是在欠发达国家。因此，该建议进一步证明了从水果和蔬菜的消费中获得健康益处的充分理由，并为倡导增加这些食物的消费的具体行动铺平了道路。世卫组织通过2004 年 5 月 22 日第 57 届世界卫生大会批准的饮食、身体活动和健康全球战略。在该全球战略的框架内，世卫组织旨在积极促进全球水果和蔬菜摄入量的增加。为实现这一目标，世卫组织和粮农组织围绕水果和蔬菜促进健康这一主题建立了伙伴关系。世卫组织和粮农组织在第 3 届全球论坛上宣布共同努力，2003 年 11 月在巴西里约热内卢举行的非传染性疾病预防和控制会议上，强调需要提高全世界对食用水果和蔬菜的健康益处的认识。此外，需要加快国家举措来生产和有效营销更实惠的园艺产品，同时确保它们的安全并减少收获后处理链中发生的损失。

5. 世卫组织关于减少人群盐摄入量的技术会议报告

作为实施世卫组织全球饮食、身体活动和健康战略（DPAS）的一部分，世界卫生组织组织了一场题为"减少人群盐摄入量"的论坛和技术会议。总体目标是为会员国和其他利益相关者制定干预措施建议，以减少全人群盐摄入量，长期目标是预防慢性病。法国卫生部和法国食品安全局对论坛和技术会议给予了大力支持。

　　论坛的主要目标是审查和讨论关于过量食盐摄入与健康之间联系的知识现状；旨在减少全人群盐摄入量的举措、政策和计划；减少盐摄入量的人口干预措施的有效性和成本，以及如何评估和监测膳食盐摄入量；食盐消耗的主要贡献者和强化盐在预防碘缺乏症中的作用。

　　论坛参与者包括学者、卫生部的技术人员以及食品制造、餐饮业、专业协会和非政府组织（NGO）的代表。本报告的第三部分概述了论坛的陈述和结论。

　　技术会议的参与者包括学者、卫生部门的技术人员和世卫组织的工作人员。在审议了论坛期间提供的信息后，技术会议参与者讨论了在向不同利益相关方提出建议时应考虑的当前理由；制定减盐政策的指导原则；以及在实施这些措施时需要在国家和国际层面考虑的具体问题政策。根据这些讨论的结果，参与者就可能采取的措施向几组利益相关者起草了一系列建议，这些措施一旦实施，将有助于减少全人群的盐摄入量。与会者一致认为：强有力的证据表明过量盐分消费和一些慢性疾病之间存在联系；一再证明减少全人群盐摄入量的干预措施具有很高的成本效益，因此迫切需要实施解决减少膳食盐摄入量的战略、政策和计划；应探索用于微量营养素强化的盐的替代载体，需要修改目前推荐的盐碘化水平；与食品制造商的交流是减盐策略成功的基础，应鼓励跨国食品工业根据可能的最低阈值统一其产品的盐含量，以避免在不同国家商业化的同一食品的盐含量发生不必要的变化。

6. 世卫组织关于向儿童推销食品和非酒精饮料的技术会议报告

　　第63届世界卫生大会，审议了题为"预防和控制非传染病：实施全球战略"的报告以及该文件所附的关于向儿童推销食品和非酒精饮料的一系列建议；以及"关于预防和控制非传染病的WHA53.17号决议"和"关于预防和控制非传染病：实施全球战略的WHA60.23号决议"；重申其承诺，即通过实施世界卫生大会于2004年认可的饮食、身体活动与健康全球战略（WHA57.17号决议）和世界卫生大会于2008年认可的预防和控制非传染病全球战略的行动计划（WHA61.14 号决议），就导致非传染病的不健康饮食和缺乏身体活动这两项主要风险因素采取行动；深为关注低收入国家和中等收入国家非传染病流行率居高不下且仍在上升，这些疾病与仍影响穷人的传染病一道，造成双重的疾病负担，对减贫和经济发展造成严重影响，扩大了国与国之间以及一国内部的健康差距；深为关注在 2010 年据估计共有 4 200多万名 5 岁以下儿童过重或肥胖，其中将近 3 500 万名儿童生活在发展中国家，并关注世界多数地区儿童肥胖症流行率迅速上升；确认不健康饮食是非传染病的一项主要风险因素，不健康饮食的风险始于童年，在一生期间不断累积；确认不健康饮食与过重和肥胖有关，儿童应保持健康的体重，并食用低饱和脂肪、低反式脂肪酸、低游离糖或低盐食品，以减少今后患非传染病风险；意识到研究结果显示，向儿童促销食品的广告很普遍，世界各地还以其他形式广泛向儿童推销食品；确认所推销的大量食品是高脂肪、高糖或高盐食品，并确认电视广告影响了儿童的食品偏好、购买要求和消费模式；确认私立部门实体为减少向儿童推销食品和非酒精饮料而采取的措施，同时申明在国家和全球范围内对私立部门作出的承诺进行独立、透明监督的重要性；确认一些会员国就向儿童推销食品和非酒精饮料问题制定了立法和国家政策。

一是认可关于向儿童推销食品和非酒精饮料的一系列建议。

二是敦促会员国：在考虑到现有立法和适当政策的情况下，采取必要措施，实施关于向儿童推销食品和非酒精饮料的建议；确定最适合本国情况的政策方法，制定新的政策和（或）加强现有政策，以努力减轻推销高饱和脂肪、高反式脂肪酸、高游离糖或高盐食品对儿童的影响；建立监督和评估制度，监督和评估关于向儿童推销食品和非酒精饮料的各项建议的实施情况；采取积极措施，开展政府间合作，以减少跨境推销的影响；与民间社会以及公、私利益相关方进行合作，实施关于向儿童推销食品和非酒精饮料的一系列建议，减少此种推销行为的影响，同时确保避免潜在的利益冲突。

三是要求总干事：应会员国的要求向其提供技术支持，协助其实施关于向儿童推销食品和非酒精饮料的一系列建议，并协助其监督和评估这些建议的实施情况；支持现有的区域网络，并在适当情况下促进建立新的区域网络，以便加强国际合作，减少推销高饱和脂肪、高反式脂肪酸、高游离糖或高盐食品对儿童的影响；与民间社会以及公、私利益相关方进行合作，实施关于减少向儿童推销食品和非酒精饮料的影响的一系列建议，同时确保避免潜在的利益冲突；加强与其他国际政府间组织和机构的国际合作，促进会员国实施关于向儿童推销食品和非酒精饮料的各项建议；使用针对预防和控制非传染病全球战略的行动计划的现有评估方法，监督向儿童推销食品和非酒精饮料的政策；作为预防和控制非传染病全球战略以及预防和控制非传染病全球战略的行动计划的实施进展报告的一部分，通过执行委员会第130届会议，向第65届世界卫生大会报告关于向儿童推销食品和非酒精饮料的一系列建议的实施情况。

7. 注重饮食和身体活动的学校政策框架

非传染性疾病已成为东地中海区域人民的主要健康问题。有证据表明，某些非传染性疾病（如糖尿病和高血压）的流行正在迅速增加，特别是在高收入国家。为了减少不健康饮食和缺乏身体活动等主要风险因素的影响，世界卫生大会于2004年5月通过了饮食、身体活动和健康全球战略（DPAS）及饮食和身体活动学校政策框架。DPAS呼吁会员国制定和实施促进健康饮食与提高身体活动水平的政策和计划。随后，世卫组织东地中海区域办事处为国家决策者制定了饮食和身体活动区域框架。区域框架提出了几种包括在学校内解决不健康饮食和缺乏身体活动问题的方法。

东地中海区域国家正处于社会和文化转型期。这种转变也反映在年轻人新采用的生活方式上，他们往往更喜欢在快餐店等场所社交，并在业余时间经常玩电脑游戏。儿童需要获得知识和技能，以了解不健康饮食和久坐生活方式的影响，并做出与健康相关的选择。在东地中海区域，与饮食和身体活动有关的指标令人担忧。全球学校健康调查表明，在埃及，21%的年轻人有超重的风险，在阿拉伯联合酋长国，42%的学生每天看电视和玩电子游戏的时间超过3小时。

学校是促进儿童健康的关键场所。为提高饮食和身体活动方面的健康素养提供了战略机会。通过知识和技能对行为改变进行投资不足以带来预期的可持续变化。政府应鼓励学校创造有利于做出健康选择的环境。会员国需要通过为健康食品和体育设施提供服务，确保制定政策鼓励年轻人在学校吃健康食品和锻炼。

该指南以关于饮食和体育活动的学校政策框架为基础。通过进行情况分析、审查、制定和实施健康饮食与身体活动所需政策的实用工具，协助其实施和制定政策，以促进学校环境中的健康饮食和身体活动。

虽然该指南可供处理儿童超重和肥胖问题的人使用，但强烈建议中央政府带头通过学校课程真正落实到位，建立机制以促进跨部门合作和在物质基础设施方面的行动，以提供有利于健康生活方式选择的环境。

三、世界粮食计划署

（一）概况

世界粮食计划署（World Food Programme，WFP）是根据 1961 年第 16 届联合国大会和第 11 届联合国粮农组织大会的决定建立，由联合国和联合国粮农组织共同创办，1963 年正式开展业务。其宗旨是以粮食为主要手段帮助受援国改善粮食自给制度，消灭饥饿和贫困。世界粮食计划署是联合国系统中负责多边粮食援助活动的协调机制。全球多边渠道开展的粮食援助活动，有 99% 是通过世界粮食计划署实施的。援助包括救济、快速开发项目和正常开发项目 3 种。粮食计划署每年向 83 个国家的近 1 亿人提供援助。工作重点涉及紧急援助、救急和恢复、发展援助和特别行动。截至目前，世界粮食计划署向发展中国家提供的援助累计价值 700 多亿美元，累计受益人口逾 6 亿人。世界粮食计划署负责代管联合国航空服务队，向联合国系统和其他人道主义机构提供人员和物资的运输和调配服务。目前联合国在全球共有 6 个人道主义应急仓库，均由世界粮食计划署负责管理。

中国于 1979 年正式参加世界粮食计划署活动，1980 年在北京设立驻华代表处。1987 年以来，中国一直任粮食援助政策和计划委员会（执行局前身）成员。1995 年起，中国一直是世界粮食计划署执行局成员（2008 年除外），2006 年起，世界粮食计划署驻华代表处更名为世界粮食计划署驻中国办公室。2016 年以来，粮食计划署陆续在安徽、湖南、甘肃等地开展创新扶贫试点项目，主要涉及儿童营养改善、农作物种植推广等领域。2017 年 11 月，世界粮食计划署执行干事比斯利访华，就加强世界粮食计划署同中方合作交流意见。2018 年 11 月，粮食计划署执行干事比斯利来华参加全球农业南南合作高层论坛。2020 年 5 月，国家主席习近平在第 73 届世界卫生大会上宣布："将同联合国合作，在华设立全球人道主义应急仓库和枢纽。"

（二）食物与营养发展理念

1. 零饥饿：2030 年可持续发展议程的核心（2016 年）

世界粮食计划署的任务是终结全球饥饿，世界粮食计划署在紧急情况中提供粮食援助，并与政府、联合国机构、非政府组织、企业及个人合作解决饥饿的潜在原因，培养自力更生能力、提高粮食安全。发展国内经济减贫是消除饥饿和营养不良的关键，因此政府必须分配额外资源为提高最贫穷人口的粮食和营养安全投资。

2. 世界粮食计划署战略计划（2017—2021 年）

世界粮食计划署战略计划（2017—2021 年）使世界粮食计划署与《2030 年可持续发展议程》保持一致，侧重于消除饥饿，促进振兴全球伙伴关系，以落实可持续发展目标。战略计划阐述了世界粮食计划署的愿景，即通过我们大家的共同努力，使最脆弱和最边缘化的人民摆脱饥饿。

3. 世界粮食计划署支持社会保护战略（2021 年）

该战略阐述了世界粮食计划署的社会保护方针，并提供了一个协调框架，概述了该组织将如何审慎和系统地为集体努力作出贡献，以实现长期的国家社会保护目标。这一战略解释了世界粮食计划署将如何在粮食无保障情况下协助发展高质量的国家社会保护制度和方案，作为世界粮食计划署应急工作的补充。规定了世界粮食计划署在社会保护方面的优先事项、支持社会保护的能力，以帮助人们满足其粮食安全、营养和其他基本需要，并管理风险和冲击、概述世界粮食计划署为协助实现这些目标将采取的行动。该战略以实地几十年的经验为基础，巩固了粮食计划署今后几年的做法。

四、联合国儿童基金会

(一) 概况

1946 年 12 月 11 日成立联合国儿童基金会 (United Nations International Children's Emergency Fund，UNICEF)，当时称联合国国际儿童紧急救助基金会。1953 年改称联合国儿童基金会，简称 "儿童基金会" 或 "儿基会"。成立之初其宗旨是为第二次世界大战中受害儿童提供紧急救济，1950 年以后主要是帮助解决发展中国家儿童的营养不良、疾病和教育等问题。近年来，其业务范围已扩大到儿童生存、发展和保护等各个领域，主要援助对象是发展中国家的儿童，重点在儿童保健、营养、教育、福利、妇女发展、安全饮用水等领域。1989 年，在联合国儿童基金会推动下，第 44 届联合国大会通过了《儿童权利公约》。1990 年 9 月，世界儿童问题首脑会议在纽约联合国总部召开，会议通过了《儿童生存、保护和发展世界宣言》和《执行 90 年代儿童生存、保护和发展世界宣言的行动纲领》。2002 年 5 月，儿童问题特别联大在纽约联合国总部召开，会议通过了题为《一个适合儿童的世界》的成果文件，从卫生、教育、儿童保护、艾滋病防治、筹资和建立伙伴关系等方面制定了未来 10 年的规划和目标。联合国儿童基金会通过其在 120 多个国家设立的代表处向 150 多个发展中国家和地区提供无偿援助。联合国儿童基金会执行局每年举行两次常会和一次年会，核准国别方案，审议执行主任年度报告、战略计划实施报告、合作及伙伴关系全球战略、财务预算及年度认捐等。

1979 年，中国开始与联合国儿童基金会发展合作关系并在北京设立驻华代表处。自 1980 年以来，中国一直是联合国儿童基金会执行局成员。1979 年至今，联合国儿童基金会共在中国开展了 160 多个项目。2018 年国务院副总理孙春兰会见联合国儿童基金会执行主任亨丽埃塔·福尔。2019 年 4 月，联合国儿童基金会执行主任亨丽埃塔·福尔来华参加第二届"一带一路"国际合作高峰论坛。联合国儿童基金会与中国国家发展改革委签署的合作文件被纳入第二届"一带一路"国际合作高峰论坛成果清单。2021—2025 年，双方合作重点关注健康体重、儿童早期发展和心理健康等领域，联合国儿童基金会将与中国政府一道加强应急准备，并在卫生健康、教育和儿童保护领域开展相关工作。

（二）食物与营养发展理念

1. 《2019 年世界儿童状况》报告

时至今日，全球 1/3 的 5 岁以下儿童仍无法获得其成长所需的营养。在此背景下，联合国儿童基金会《2019 年世界儿童状况》报告20 年来首次审视儿童、食物与营养问题，为应对迅速演变的挑战提供了新的视角。《2019 年世界儿童状况》报告将对目前的儿童营养不良问题进行分析。营养不良的三重负担问题日益凸显：一是在全球 5 岁以下儿童中，仍有 1.49 亿出现生长迟缓，近 5 000 万儿童处于消瘦状态；二是 3.4 亿儿童面临维生素及矿物质缺乏，这也被称为"隐性饥饿"；三是肥胖问题正在快速发展。

在 21 世纪的今天，儿童的营养不良问题必须结合整个社会变迁的背景来进行理解及思考，其中就包括城市人口的不断增长和食物体系的全球化这两个主要因素。这样的社会变迁造成了高热量、低营养素食品的供给日益增加。

营养不良极大地伤害着儿童的成长及发展。除非这一问题得到彻底解决，否则无论是儿童自身还是各国社会都难以实现其最大的发展潜力。为了应对这样的挑战，我们必须解决好儿童成长过程中每个阶段的营养不良问题，同时将儿童的独特营养需求置于食物体系以及医疗卫生、水和环境卫生、教育与社会保护等支持系统的中心位置。挑战主要在于：食物体系不够健全，无法为儿童提供健康成长所需的膳食。该报告提供了反映 21 世纪营养不良问题的最新数据与相关分析，并提出了将儿童权利置于食物体系之核心的建议。

（1）定义

营养不足：儿童摄入的食物或吸收营养素不足，无法满足其生长需要；

隐性饥饿：儿童没有获得足够的生长所必需的维生素和矿物质；

超重：儿童的体重相对于其身高来说过重；

肥胖：最严重的超重形式；

生长迟缓：营养不良的形式之一，即当儿童的身高相对于其年龄来说过低；

消瘦：营养不足的极端形式之一，即当儿童的体型相对于其身高来说过瘦；

食物体系：涉及食物生产、加工、分配、准备和消费的所有要素和活动；

食物环境：影响儿童和家庭饮食方式的混合因素，包括食品可获得性、可及性、可负担性和偏好；

食品荒漠：很少或根本没有健康食品选择的地区或社区；

食品沼泽：可选择的快餐和垃圾食品远远多于健康食物的地区或社区。

（2）关键信息

在 5 岁以下的儿童中，至少有 1/3 营养不足或超重，半数遭受隐性饥饿，由此，数百万儿童的健康成长受到制约，难以发挥其全部潜能。

全球范围内，在 5 岁以下儿童中有至少 1/3 出现生长迟缓、消瘦或超重等症状。

全球范围内，有至少半数的儿童因维生素和其他必需营养素的摄入不足而遭受隐性饥饿的困扰。

营养不足仍在造成严重损失。2018 年，有近 2 亿 5 岁以下儿童生长迟缓或消瘦，至少有 3.4 亿 5 岁以下儿童遭受隐性饥饿的困扰。

超重与肥胖不断增加。2000—2016 年，5~19 岁儿童与年轻人超重比例从 1/10 增加到 1/5。

除非洲外，各大洲生长迟缓的儿童数量均有所下降，而包括非洲在内的各大洲的超重儿童数量均有所增加。

（3）营养不良的三重负担

营养不足、隐性饥饿与超重，威胁着儿童和年轻人的生存、发育与成长，同时也威胁着经济增长与国家发展。

生长迟缓是一个国家儿童发育不良的明显信号，既是既有贫困的症状，也是未来致贫的指征。

消瘦对于儿童可能是致命的，尤其是重度消瘦。与通常普遍的看法相反，世界上大多数消瘦的儿童生活在亚洲，并且不是在紧急情况的环境中。

隐性饥饿危害儿童与妇女健康。缺铁会降低儿童的学习能力，缺铁性贫血会增加产妇分娩期间或产后死亡的风险。

儿童超重可导致早发 2 型糖尿病、自卑和抑郁，而且极有可能发展为成年肥胖，对健康与经济产生严重影响。

来自最贫困以及最边缘化社区的儿童和年轻人正承受着最沉重的各类营养不良负担，贫困的代际传递持续存在。

2. 《2020 年全球年度结果报告：每个孩子都能活下来并茁壮成长》

2020 年，新冠肺炎疫情中断了儿童生存、成长和发展各个方面的进展。严重的服务中断减少了孕产妇、新生儿和儿童获得健康、营养和艾滋病毒服务以及免疫接种的机会。此外，超过 1.68 亿儿童的学校关闭，许多学校关闭了整整一年。限制行动增加了虐待和忽视的风险，以及基于性别的暴力，这反过来又增加了艾滋病毒传染给妇女和儿童的风险。如何获得服务和保护已成为许多难民、移民和国内流离失所儿童的挑战。虽然新冠肺炎疫情大流行的最初影响是直接而严重的，但对儿童的影响将在很长一段时间内持续。

联合国儿童基金会优先采取干预措施以预防各种形式的营养不良——包括发育迟缓、消瘦、微量营养素缺乏、超重和与饮食相关的非传染性疾病。在预防不足的情况下，早期发现和治疗儿童消瘦对于挽救生命并使儿童恢复健康成长和发展至关重要。

新冠肺炎疫情大流行威胁可能会破坏在实现每个儿童的营养权方面来之不易的进展。这场流行病极大地影响了家庭的生活和生计，破坏了获得营养、负担得起的饮食的机会；停止/中断了基本营养服务的提供，并对儿童喂养方式产生负面影响。

联合国儿童基金会对新冠肺炎疫情的应对侧重于通过程序调整和创新来应对维持服务的挑战。尽管 2020 年遭遇挫折，但联合国儿童基金会有望实现其战略计划的大部分营养目标。

（1）预防发育迟缓和其他形式的营养不良

预防营养不良是联合国儿童基金会所有营养方案的首要目标。为防止儿童及其母亲营养不良，联合国儿童基金会与各国政府合作，改善获得营养、安全和负担得起的饮食的机会；支持优质的营养、健康、水和卫生服务；并促进最佳喂养、卫生和护理措施。这种良好营养的基础可以促进儿童在童年时期的成长、发展和学习，并使他们终生保持健康和适应力。

2020 年，联合国儿童基金会支持了 58 个国家和地区改善儿童饮食多样性的计划，比 2019 年的 47 个国家有所增加。作为这些努力的一部分，联合国儿童基金会正在测试创新工具和策略，以支持照顾者喂养幼儿。

（2）青少年营养

童年中期和青春期是获得良好营养益处的第二个机会窗口。然而，即使在新冠肺炎疫情大流行之前，仍有太多学龄儿童和青少年没有摄入健康成长和发育所需的营养食品。

2020 年，学校停课影响了 16 亿学龄儿童，中断了学校供餐和其他营养服务的提供。联合国儿童基金会调整其方案以确保关键服务继续惠及有需要的儿童。

实施联合国儿童基金会支持的预防青少年贫血方案的国家数量从 2019 年的 29 个增加到 2020 年的 43 个。联合国儿童基金会还在扩大预防超重和肥胖的方案方面取得了重大进展，所预防超重肥胖青少年人数由 2019 年的 570 万人增加至 2020 年的 960 万人。

（3）严重消瘦儿童的治疗和护理

当预防营养不良的努力未能奏效时，消瘦儿童需要尽早被发现、实施膳食营养改善措施，以挽救他们的生命并使他们重新走上健康发展的道路。

新冠肺炎疫情大流行引发了为特别脆弱的消瘦儿童提供服务的更大紧迫性。这种紧迫性引发了意想不到的政策和计划机会，并促进了加快和维持治疗方法的根本转变。例如，联合国儿童基金会支持 70 多个国家转而采用简化的方法来检测和治疗消瘦儿童。因此，联合国儿童基金会及其合作伙伴能够在 2020 年为近 500 万儿童提供治疗服务，与 2019 年的数字相同。

（4）强调

新冠肺炎疫情大流行对弱势儿童产生了巨大影响。虽然年轻人不是最容易感染病毒的人群，但这种流行病的社会和经济影响对最脆弱和边缘化的人来说尤其严重。对全球经济、网络和服务、社会系统，以及父母和照料者的冲击减缓了衡量儿童生存、成长和发展的每一项指标的进展。2020 年联合国儿童基金会加倍努力挽救生命、维持关键服务并继续加强支持儿童生存和茁壮成长的系统。这部分是通过联合国儿童基金会的目标领域 1 实现的，该目标领域汇集了 4 个相互关联的部门——健康、营养、艾滋病和早期儿童发展，以支持可发展目标 2、3、4 和 5。

该报告总结了联合国儿童基金会及其合作伙伴如何为 2020 年的目标领域 1 做出贡献，并回顾了这些成就对儿童及其生活社区的影响。

3.《儿童营养不良的水平和趋势：2020 版的主要发现》

（1）最终目标

最终目标是让所有儿童免于各种形式的营养不良。良好的营养使儿童能够生存、成长、发展、学习、玩耍、参与和贡献——而营养不良则剥夺了儿童的未来，让年轻的生命岌岌可危。

　　发育迟缓是子宫内和幼儿期营养不良的破坏性结果。患有发育迟缓的儿童可能永远无法达到他们可能的应有身高，他们的大脑也可能永远无法充分发挥其认知潜力。全球有 1.44 亿 5 岁以下儿童发育迟缓。这些儿童在开始他们的生活时处于明显的劣势，他们在学校面临学习困难，成年后收入减少，以及参与社区的障碍。

　　儿童消瘦儿童消瘦也不是和（或）临床威胁生命的结果。小有消瘦的儿童免疫力较弱，容易受到长期发育迟缓的影响，并且面临更高的死亡风险，尤其是在消瘦严重的情况下。这些儿童需要紧急喂养、治疗和护理才能生存。2019 年，5 岁以下消瘦儿童 4 700 万人，其中重度消瘦 1 430 万人。

　　营养不良也出现了新的表现形式——儿童超重和肥胖。全球目前有 3 830 万超重儿童，自 2000 年以来增加了 800 万人。超重和肥胖的出现中部分是由于获取更多行业营销和加工食品，以及较低的身体活动水平。

　　虽然儿童营养不良可以通过多种方式表现出来，但预防的途径实际上是相同的，包括：孕期和哺乳期之前和期间充足的孕产妇营养；在生命的最初两年进行最佳母乳喂养；儿童早期营养丰富多样和安全的食品；还有健康的环境，包括获得基本健康、水、卫生和环境卫生服务，以及安全身体活动的机会。这些关键成分可以创造一个儿童没有任何形式营养不良的世界。尽管有这个机会，联合国儿童基金会、世卫组织、世界银行对全球和区域儿童营养不良的估计表明，目前人类离没有营养不良的世界还很远。2020 年 3 月发布的联合评估涵盖了 5 岁以下儿童发育迟缓、消瘦、严重消瘦和超重的指标，表明在实现世界卫生大会为 2025 年设定的目标和为 2030 年设定的可持续发展目标方面进展不足。改善儿童营养需要长期有效和持续的多部门营养规划，许多国家正朝着正确的方向前进。定期收集数据对于监测和分析国家、区域和全球未来的进展至关重要。

　　（2）本调查结果报告中强调的营养不良形式

　　发育迟缓是指儿童对于他（她）的年龄来说太矮了。这些儿童会因发育迟缓而遭受严重的不可逆转的身体和认知损伤。发育迟缓的破坏性影响可能持续一生，甚至影响下一代。

超重是指孩子对于他（她）的身高来说太重了。这种形式的营养不良是由于从食物和饮料中摄入的能量超过了儿童的能量需求。超重会增加日后患与饮食相关的非传染性疾病的风险。

消瘦是指一个孩子对于他（她）的身高来说太瘦了。消瘦是近期体重快速下降或体重增加失败的结果。中度或重度消瘦的儿童死亡风险增加，但是可以治疗的。

一些儿童患有不止一种形式的营养不良——例如发育迟缓和超重或发育迟缓和消瘦。目前没有对这些综合条件的全球或区域联合评估。

（3）强调

联合国儿童基金会、世卫组织和世界银行集团机构间小组每年更新全球和区域对 5 岁以下儿童营养不良的联合估计。这些对儿童发育迟缓、超重、消瘦和严重消瘦的流行率和数量的估计来自全球人口以及联合国区域和次区域的区域分组、可持续发展目标、联合国儿童基金会、世卫组织和世界银行地区和国家收入组分类。2020 年版的主要调查结果报告提供了 2000—2019 年的估计值。这些新的估计取代了以前的分析和结果。由联合国儿童基金会、世卫组织和世界银行集团出版。

4. 《营养，为每个孩子：联合国儿童基金会 2020—2030 年营养战略》

每个孩子都有获得营养的权利。今天，对保护、促进和支持良好营养的饮食、服务和做法的需求从未如此强烈。然而，我们有理由保持乐观。自 2000 年以来，全球 5 岁以下儿童发育迟缓比例减少了 1/3，发育迟缓儿童减少了 5 500 万人。这一非凡的成就证明，营养方面的积极变化是可能的，而且正在大规模发生，但还有更多的工作要做。尽管前方面临重大挑战，但这一成就清楚地表明，一个没有营养不良的未来就在我们的掌握之中。

该文件阐述了联合国儿童基金会的战略意图，即在 2020—2030 年 10 年间支持各国政府和合作伙伴维护儿童的营养权并结束一切形式的儿童营养不良。呼吁对儿童营养不良不断变化的性质采取全球应对措施：提供支持生命各个阶段最佳营养的饮食、服务和做法，同时维持所有儿童、青少年和妇女的营养响应发展。

（1）三重负担

到 2020 年，营养不良的负担仍未得到解决，尤其是在低收入和中等收入国家，约有 2 亿儿童发育迟缓或消瘦，约有 4 亿儿童缺乏维生素和其他必需的微量营养素。与此同时，超重和肥胖儿童的数量继续上升，对贫困儿童、家庭和国家的影响越来越大。总之，这些问题可以总结为世界儿童面临的三重营养不良负担：营养不良，表现为发育迟缓和消瘦；普遍的微量营养素缺乏症；超重和肥胖的发生率越来越高。新的力量推动着儿童的营养状况，包括全球化、城市化、不平等、环境危机、健康流行病和人道主义紧急情况，对当今及子孙后代可持续地喂养儿童构成了严峻挑战。到 2020 年，新冠肺炎疫情大流行带来的额外压力可能会使另外 1.4 亿儿童陷入贫困，并使营养不良儿童的数量增加 700 万人。随着我们迈向 2030 年的最后 10 年，相关数据表明，至少有 1/3 的儿童因营养不良而发育不良，至少有 2/3 的儿童没有得到他们充分成长、发育和学习所需的最低需求饮食。这不仅伤害了孩子，也伤害了我们所有人。

（2）强调

为了在今后 10 年推动进展，营养战略再次致力于以证据和创新为依据的基于权利和具体情况的计划。我们将传统上对儿童期的关注扩大到儿童期和青春期。我们重申关注预防发育迟缓、消瘦和微量营养素缺乏，同时越来越多地应对儿童超重和肥胖的挑战。我们提出了一种系统的营养方法，以加强 5 个关键系统的能力，包括食物、保健、水和卫生、教育和社会保护，提供支持充足母婴营养的饮食、服务和做法。该战略以联合国儿童基金会过去的战略指导和项目经验为基础，同时包含 6 项战略转变以应对不断变化的儿童营养不良问题，具体如下。

①明确关注解决各种形式的儿童营养不良问题。

②营养规划的综合生命周期方法。

③刻意强调改善饮食、服务和做法。

④母婴营养的系统方法。

⑤更加关注私营部门的参与。

⑥与所有国家相关的普遍愿景和议程。

我们随时准备支持各国政府及其合作伙伴维护每个儿童的营养权，并为儿童及其家庭确保一个更加公正和公平的未来——今天，以及通往 2030 年的道路。

五、世界粮食安全委员会

（一）概况

世界粮食安全委员会（The Committee on World Food Security，CFS）于 1974 年成立，简称"粮安委"，于 2009 年推行改革，旨在成为最具包容性的国际和政府间平台，让众多坚定的利益相关方相互协调、共同努力，支持国家主导的消除饥饿和确保人人享有粮食安全和营养的进程，在国家粮食安全背景下逐步实现充足食物权。粮安委推动在全球粮食安全和营养问题上实现政策趋同和一致，确保所有利益相关方，尤其是受粮食不安全和营养不良影响最大的群体的声音得到倾听。粮安委支持由国家牵头实施《2030 年可持续发展议程》，特别关注可持续发展目标 2：消除饥饿及其与粮食安全和营养相关的其他目标、具体目标和指标的联系。粮安委是全球粮食安全治理不可或缺的组成部分，通过经济及社会理事会（经社理事会）向联合国大会报告。粮安委成员包括：联合国会员国、负责粮食安全和营养工作的联合国机构、总体工作与实现粮食安全相关的联合国系统其他相关机构、民间社会和非政府组织及网络、国家农业研究系统、国际和区域金融机构、相关私营部门协会和私人慈善基金会。粮安委由驻罗马 3 个机构联合支持：联合国粮食及农业组织（粮农组织）、国际农业发展基金（农发基金）和世界粮食计划署（粮食署），3 个机构为粮安委提供核心资金、技术专长，并组建粮安委联合秘书处，联合秘书处设在粮农组织。粮安委活动还依赖自愿捐款。

2015 年以来，世界饥饿人数一直在增加。根据《2019 年世界粮食安全和营养状况》报告，超过 8.2 亿人（约占世界人口的 11%）处于饥饿状态。气候变化、环境退化、病虫害、冲突、经济下行、不健康饮食的不同方面以及 2019 年新型冠状病毒肺炎大流行等其他健康危机使问题进一步加剧。

1. 粮安委的职责

粮安委的职责旨在推动政策趋同和政策建议的连贯落实，可持续确保长期粮食安全和营养；为粮食安全和营养方面的全球协调以及分享经验教训提供平台；回顾在实现世界粮食安全方面的全球进展。

2. 国际合法性和权威性

粮安委政策建议由成员国在粮食安全和营养相关所有主要行为体的包容性参与下讨论和商定；这些建议参考了粮安委粮食安全和营养问题高级别专家组（高专组）提出的证据和科学分析；借鉴了驻罗马 3 个机构（粮农组织、农发基金和粮食署）以及世界各地其他公认专家和机构的技术能力。

3. 部分成绩

粮安委牵头编制了全球采纳的全球粮食安全和营养政策趋同出版物，包括：国家粮食安全范围内土地、渔业及森林权属负责任治理自愿准则（粮安委权属治理自愿准则）；农业和粮食系统负责任投资原则（粮安委负责任农业投资）；《长期危机中保障粮食安全和营养行动框架》（粮安委粮食行动框架）。2017 年，粮安委还制定了《全球粮食安全和营养战略框架》（《全球战略框架》），其中包括粮安委为此提出的所有政策指导方针和建议。

（二）食物与营养发展理念

1.《粮食体系和营养自愿准则》

粮安委粮食系统和营养自愿准则（VGFSyN）于 2021 年 2 月在粮安委第 47 届会议上获得批准。由为期 5 年的密集和包容性多利益相关方磋商过程产生，并以粮安委高级别专家小组提供的科学证据为依据。该准则旨在支持各国利用粮食系统视角消除一切形式的饥饿和营养不良、促进政策一致性并减少影响粮食系统和营养的部门之间的政策分散，包括卫生、农业、教育、环境、性别、社会保护、贸易等。该准则包含广泛的建议，其中包括促进透明和负责任的治理、可持续的食品供应链、更广泛地获得健康饮食、食品安全、营养教育、性别平等以及人道主义背景下具有弹性的粮食系统。

《粮食体系和营养自愿准则》是政府和其他利益相关方在多边层面就粮食体系和营养之间的联系谈判达成的唯一全球政策工具。该准则提出了一个系统的、多部门的基于科学和实证的方法，从整体上考虑粮食体系，并审视各种形式营养不良的多方面原因；提出了关键概念的商定案文，如健康和不健康膳食、营养食品、粮食体系和可持续粮食体系；通过不同行为主体之间以及国际、区域、国家、次国家级和地方各级所有相关部门的协调行动，为制定针对具体情况的政策和相关负责任投资做出贡献；支持努力加强治理和问责机制，促进包容性决策进程，这些进程基于透明的参与规则，包括识别和管理潜在利益冲突的保障措施。

该准则促进以下政策与行动：提高人民的生计、健康和福祉；鼓励可持续粮食生产和负责任消费安全、多样和营养的食物，以实现健康膳食；保护和促进自然资源、生物多样性和生态系统的可持续利用；支持适应和减缓气候变化。

该准则认识到在粮食体系内部、之间及其构成要素——粮食供应链、粮食环境、消费者行为——实施干预措施的重要性，以提高其提供健康膳食的能力，并在可持续发展的 3 个层面产生积极成果。这是基于其对可持续粮食体系和健康膳食之间的密切联系的认识。

该准则是全球性的，但考虑了不同国家的现实、能力和发展水平。

该准则支持实施联合国"营养行动十年"（2016—2025 年），帮助各国落实 2014 年第 2 届国际营养大会商定的《行动框架》中的建议。

《粮食体系和营养自愿准则》围绕七大重点领域构建，涵盖了与改善膳食和营养相关的交叉因素：一是透明、民主和负责任治理。二是在经济、社会和环境可持续性以及气候变化背景下实现健康膳食的可持续粮食供应链。三是通过可持续粮食体系平等和公平地获取健康膳食。四是可持续粮食体系中的食品安全。五是以人为本的营养知识、教育和信息：《自愿准则》概述了通过支持人们提高知识、意识、技能、教育和信息应用来促进健康膳食的政策切入点。规划行动立足考虑和保护饮食文化、社会规范、关系和传统的范围和多样性，通过发展可持续粮食体系促进健康膳食。六是贯穿粮食体系的性别平等和妇女赋权。七是人道主义背景下有韧性的粮食体系。

2. 长期危机中的粮食安全和营养行动框架

2015 年 10 月粮安委第 42 届会议通过了粮安委长期危机中粮食安全和营养行动框架（CFS-FFA），目标是改善受长期危机影响或面临风险的人群的粮食安全和营养。通过解决关键表现和建立复原力来应对危机；适应特定挑战；并有助于解决根本原因。

CFS-FFA 是一份简短的文件，提供了一个广泛的框架，可供所有可能在改善或影响长期危机中的粮食安全和营养方面发挥作用的利益相关者使用。框架代表了关于如何减轻长期危机中粮食安全和营养面临的威胁的第一个全球共识。认识到建立复原力可以提高吸收冲击和长期压力的能力。鉴于长期危机期间营养不良的严重性，营养需求需要特别关注，尤其是对处于危险中的人群、弱势群体和边缘群体。框架的实施将需要许多利益相关者将政治承诺转化为实地行动。粮安委利益相关者既在主要利益相关者中建立对 CFS-FFA 的认识，也支持各国实施。

在 2021 年 2 月的第 47 届会议上，粮安委举办了全球专题活动（GTE），以评估 CFS-FFA 的使用和应用情况。GTE 促成了基于粮安委利益相关方记录的经验和良好做法的多方利益相关方对话，并有助于监测国家、区域和全球层面实施 CFS-FFA 的进展。其中提出的原则 2：聚焦营养需求，是指在短期、中期和长期，通过以下方式改善受影响和高危人群、弱势和边缘化群体以及生活在弱势群体中的成员的营养状况。

①特别注意受孕后前 1 000 天内的营养需求，以及孕妇和哺乳期妇女、育龄妇女和少女、婴儿、5 岁以下儿童、老人和残疾人的营养需求。

②支持针对特定营养的政策和行动，特别是在可能的情况下纯母乳喂养至 6 个月，辅以适当的辅食并继续母乳喂养至 2 岁及以上；最佳婴幼儿喂养；通过多样化和健康的饮食获得所需的营养；微量营养素补充或食品强化；提供安全的食物和饮用水以及适当的卫生设施；促进良好的卫生和护理习惯；以社区为基础的急性营养不良管理。

③跨部门实施营养敏感型和性别敏感型政策和行动，包括与粮食系统、农业、食品安全、健康、卫生和环境卫生、社会保护和教育相关的政策和行动。

④将营养相关目标和指标纳入粮食安全和农业政策和计划。

⑤利用和加强初级和地方卫生保健系统以改善营养状况和解决营养不足问题。

⑥加强从生产到消费的整个食物链的食品安全政策和行动，以防止长期危机期间的污染和食源性疾病。

⑦加强当地食品生产者和消费者组织的能力和有效参与，以改善长期危机中的食品安全。

3. 全球粮食安全和营养战略框架（2021 年）

全球粮食安全和营养战略框架（GSF）是一份每年提交粮安委全体会议批准的单一、动态文件。其目的是改善协调并指导广泛的利益相关者采取同步行动。GSF 具有灵活性，可以随着优先事项的变化进行调整，最近更新是在 2021 年。

GSF 的主要附加值是提供一个总体框架和单一参考文件，其中包含关于粮食安全和营养战略、政策和行动核心建议的实用指导，并得到粮安委提供的广泛所有权、参与和协商的验证。

GSF 提供了指导方针和建议，以促进所有利益相关者在全球、区域和国家层面采取一致行动，同时强调政府的主要责任和国家所有权在应对粮食不安全和营养不良的计划中的核心作用。

GSF 强调政策的连贯性，面向负责对粮食安全和营养有直接或间接影响的政策领域的决策者和政策制定者，例如贸易、农业、健康、环境、自然资源和经济或投资政策。应根据国家政策、法律制度和机构来解释和应用这些指导方针和建议。GSF 还是一个重要工具，可以为政策制定者和决策者、发展伙伴、合作和人道主义机构以及国际和区域组织、金融机构、研究机构、民间社会组织（CSO）、私营部门、……商及相关的政策方针以及和营销领域其他……和益相关者提供信息，帮助他们更好地采取行动。

GSF 整合了粮安委全体会议通过的相关建议，并考虑到其他现有框架、指南和各级协调过程；国家级的经验和盘点；最佳做法、经验教训和循证知识。旨在反映各国政府的现有共识状态，包括资源合作伙伴、国际组织、学术界、开发银行、基金会、公民社会组织和私营部门在内的所有粮安委利益相关者。

4. 粮安委 2020—2023 年工作计划

2019 年 10 月 14—18 日在意大利罗马，粮安委第 46 届会议通过了 2020—2023 年战略工作计划。在第 47 届会议上，粮安委随后更新了滚动部分，以反映对初始工作计划所做的更改。

2020 年，粮安委在粮食系统峰会和营养促进增长峰会等其他活动之前，重点推动两个政策趋同进程，一是粮食系统和营养自愿准则：为解决一切形式营养不良的关键起因所需实施的跨部门行动提供指导。二是关于农业生态和其他创新方法的政策建议：为制定实现可持续农业和粮食系统的有效政策提供指导。

自 2021 年起，粮安委将重点制定：《促进性别平等和妇女赋权以改善粮食安全和营养自愿准则》，旨在解决针对妇女的一切形式的歧视（将于 2022 年批准）；《农业和粮食系统中青年参与和就业政策建议》，提出在农业中吸纳、招募和留住青年的行动（2022 年）；《数据收集和分析政策建议》，加强各国收集、分析和使用高质量数据以改善决策的能力（2023 年）；《减少不平等以改善粮食安全和营养政策建议》，重点关注农业食品系统中的不平等（2024 年）。

5. 《全球粮食安全和营养战略框架》（全球战略框架）2017 版

粮安委第 44 届会议于 2017 年 10 月 9—13 日在罗马粮农组织总部召开。粮安委审议了其高级别专家组（高专组）委托编写的《营养和粮食系统》报告。粮安委为粮农组织和世卫组织提供了空间，向粮安委成员汇报有关在第 2 届国际营养大会期间所做承诺以及落实联合国"营养问题行动十年工作计划"的最新情况。有关"为改善营养而分享良好做法和交流经验教训"的会议提供了分享并讨论健康粮食系统投资经验的机会。会议审议了上次闭会期间粮安委所开展的营养相关活动成果以及对下一个两年度的影响。粮安委审议了 CFS 2017/44/9 号文件"《全球粮食安全和营养战略框架》定期更新——决定草案"和 CFS 2017/44/10 Rev. 1 号文件"《全球粮食安全和营养战略框架》2017 版"。

《全球战略框架》是每年提交粮安委全体会议批准的一份单一、动态文件。其宗旨是改进协调，指导广大利益相关者采取一致行动。《全球战略框架》具有灵活性，能够根据优先重点的变化而作出调整。其主要附加值是提供一个总体框架，构成一份单一的参照文件，为制定粮食安全和营养战略、政策及行动方面的核心建议提供切实的指导，这些建议通过粮安委进行了广泛磋商，实现了广泛参与，为人们普遍接受，已证实是行之有效的。《全球战略框架》为促进全体利益相关者在全球、区域和国家各级采取一致行动提供准则和建议，同时强调各国政府负有首要责任，以及国家自主拥有抗击粮食不安全和营养不良的计划的核心作用。

《全球战略框架》强调政策协调一致，其对象是那些负责直接或间接影响粮食安全和营养的政策领域，如贸易、卫生、经济或投资政策的决策者和政策制定者。这些准则和建议应按照国家政策、法律体系和体制解释应用。《全球战略框架》还成为一项重要工具，为政策制定者和决策者、发展伙伴、合作及人道主义机构，以及国际和区域组织、金融机构、研究机构、民间社会组织、私营部门、非政府组织，乃至所有在全球、区域和国家各级的粮食安全和营养领域发挥作用的所有其他利益相关者提供信息，帮助他们更好地采取行动。

《全球战略框架》整合了粮安委全体会议通过的相关建议，并考虑了各级现有的其他框架、准则和协调进程；国家级的经验和研究结果；最佳做法、汲取的教训和基于实证的知识。其目的是反映各国政府之间的共识现状，在此过程中，粮安委所有利益相关者，包括资源伙伴、国际机构、学界、开发机构、基金会、民间社会组织和私营部门等等，都提出自己的意见。作为一份动态文书，《全球战略框架》每年更新一次，酌情纳入粮安委全体会议通过的决定和建议。

国际社会考虑到在国家粮食安全范围内逐步实现充足食物权并依据《全球战略框架》第三节所述的总体框架，就采取适当政策应对多个领域内的饥饿和营养不良根源达成了广泛共识。

以下提到的营养建议依据粮安委作出的决定，在若干情形下，还利用了粮安委粮食安全和营养高级别专家组根据大量证据提出的报告中的信息。

粮安委批准的政策建议：《双轨方法》（《全球粮食安全和营养战略框架》第一版-2012年）、《投资小农农业，促进粮食安全与营养》（2013年）、《性别、粮食安全与营养》（2011年）、《以在社会、经济和环境方面都可持续的方式提高农业生产率和产量》（《全球粮食安全和营养战略框架》第一版-2012年）、《营养》（《全球粮食安全和营养战略框架》第一版-2012年）、《粮安委参与推进营养工作》（2016年）、《长期危机中保障粮食安全和营养行动框架》（2015年）、《有利于粮食安全及营养的社会保护》（2012年）、《可持续渔业和水产养殖促进粮食安全和营养》（2014年）、《水资源与粮食安全和营养》（2015年）、《可持续农业发展促进粮食安全和营养：畜牧业起何作用?》（2016年）。

在总结最重要的经验教训后主要提出了以下建议（本文仅列举与营养相关的建议）。

①各国应建立或加强负责国家粮食安全和营养战略以及各项政策和计划的部委间机制。

②理想状况下，这些机制应在政府高层建立并进行协调，通过国

家法律加以巩固，并鼓励所有涉及粮食安全和营养的领域（包括农业、社会保障、发展、卫生、基础设施、教育、金融、工业和技术）的部委或国家机构代表参与。

③不论其是否被纳入更广泛的发展或减贫战略，国家粮食安全和营养战略应全面广泛，加强地方和国家粮食系统，涵盖粮食安全和营养问题的各个方面，包括可供应量、获取、利用和稳定。

另外，对粮食不安全、饥饿和各种形式营养不良问题的监测，粮安委赞同以下建议。

①批准设立一套粮食安全核心指标的建议，包括制定、采纳和推广各项国际公认标准。

②强烈建议粮农组织改善其有关食物不足的测量方法，特别强调提高该方法中基本数据和参数的及时性和可靠性。

③积极鼓励粮农组织和其他有关机构加强自身能力建设工作，以便改善粮食和农业基本统计数据以及具体的粮食安全监测系统。

④敦促各国加强其有关粮食安全和营养的国家信息系统。

⑤强调必须更好地整合所有与各级粮食安全和营养信息有关的行动，并鼓励为此目的筹措资源。

⑥建议进一步加强政策制定者、统计机构与数据提供者之间的对话，以更好地确定粮食安全政策设计、实施和监测工作的信息需要，并将其与此类信息的供应联系起来。

第二章　国际食物与营养行动计划

一、世界营养宣言

1992 年 12 月 5 日由联合国粮农组织和世界卫生组织联合举办的国际营养会议在罗马召开，来自世界各个国家和地区的部长或全权代表们共同签署了《世界营养宣言》，表达了世界各国为消灭饥饿和减少各种形式的营养不良，为世界上所有人持久的营养福利而共同努力的决心。

参加国际营养会议的各国全权代表们一致承诺，保证在 1994 年年底以前根据全球改善营养行动计划的原则和战略修改制定各国的国家行动计划，保证在本 10 年内大量减少饥饿和饥荒；减少广泛慢性饥饿现象；减少营养不良，特别是儿童、妇女和老年人中的营养不良；减少微量营养素缺乏症，特别是铁、碘和维生素 A 缺乏症；减少与膳食有关的传染性和非传染性疾病；还有减少母乳喂养的障碍及不安全饮水等。

时任中国卫生部部长陈敏章代表中国政府签署了《世界营养宣言》，承诺积极响应《世界营养宣言》的号召，尽快制定适合我国国情的国家行动计划。这是我国为改善人民营养状况做出的战略选择。它标志着我国在实施第二步经济发展战略目标的同时，积极加入实施全球改善营养行动计划的行列。

中华人民共和国成立以来，我国以占世界 7% 的耕地养活占世界 22% 的人口，为保障人类生存权利做出了巨大贡献。在今后要实现《世界营养宣言》提出的目标，关键是在调整食物结构上下功夫，要采取综合措施对食物生产与消费进行合理引导，让人们吃得科学，以最小的代价使广大人民的营养状况得到最大限度的改善。这对保证我国经济以较高速度持续发展，无疑有重大意义。相信按照《世界营养宣言》的要求，通过实施改善营养的行动计划，一定能够逐步实现所有国民都能得到充分营养与健康的目标。

二、营养问题罗马宣言

2014 年 11 月 19—21 日，由粮农组织与世卫组织联合举办的第 2 届国际营养大会（ICN2）在罗马举行。来自 170 个国家和地区（其中 97 个国家元首、政府首脑、部长或副部长级代表团）、相关国际机构、民间组织和私营机构等 2 000 多名代表参加了会议。时任联合国秘书长潘基文（视频）、粮农组织总干事格拉齐阿诺、世卫组织总干事陈冯富珍及意大利政府代表分别致辞。

会议通过了《营养问题罗马宣言》（以下简称《宣言》）和《行动框架》。《宣言》倡导人人享有获得充足、安全和营养食物的权力，敦促各国政府做出承诺，采取措施，防止饥饿、微量营养素缺乏和肥胖等各类营养不良，并为此提供了政策和建议。《宣言》强调可持续的粮食系统对于促进健康饮食至关重要，呼吁各国政府将营养目标纳入农业规划及其实施过程，以确保粮食安全，实现健康饮食。《行动框架》则强调，在应对营养问题和挑战方面，各国政府均应肩负重要责任。基于《宣言》中的承诺、目标和指标，《行动框架》提出了 60 项行动建议，供各国政府根据本国情况将其纳入营养、卫生、农业、发展和投资的国家计划，并在有关国际协议谈判中加以考虑，以期改善所有人的营养状况。《行动框架》还制定了问责机制，强调应在 2025 年之前取得具体成果，包括改善孕产妇和婴幼儿营养状况，减少非传染性疾病，如糖尿病、心脏疾病和某些癌症等与营养相关的风险因素。

会议还举行了题为"2015 年后发展议程中的营养问题""加强营养政策一致性""营养治理和问责"3 个圆桌会议，就营养问题和农业发展等问题进行了交流和讨论。会议强调了可持续的粮食系统对抗击营养不良的至关重要性，以及环境、卫生、食品安全、社会保护、国际贸易和投资等综合措施对健康膳食和营养的作用。

自 1992 年召开第一届国际营养大会以来，全球在抗击营养不良领域取得了重要成果，饥饿发生率下降了 21%，但目前世界上仍有超过 8 亿人在遭受饥饿，约 1.61 亿人和 5 100万 5 岁以下的儿童仍遭受营养不良，由于维生素和矿物质摄入不足，全球约 20 亿人面临微量元素缺乏症或"隐性饥饿"的困扰。与此同时，肥胖给人类健康带来的负面影响正在迅速增加。总体而言，世界上有一半的人口仍然受到营养不良的影响。

三、行动框架

1992 年国际营养大会以来，在减少世界人口饥饿和营养不良方面得到了极大改善。然而，减少饥饿和营养不良的工作进展差异明显，进度极其缓慢。今天所面临的根本挑战在于如何通过落实一致的政策并加强所有相关部门工作的协调，以可持续方式改善营养状况。

《行动框架》属于自愿性质。其宗旨是指导落实第二届国际营养大会（2014 年 11 月 19—21 日，意大利罗马）通过的《营养问题罗马宣言》所做各项承诺。基于现有各项承诺、目标和指标，《行动框架》提出一套政策方案和战略建议，可供政府与其他利益相关者合作，酌情纳入其有关营养、卫生、农业、发展和投资的国家计划，并在有关国际协议的谈判中加以考虑，以期改善所有人的营养状况。

所提建议主要面向政府领导，因为要在国家层面开展行动，与包括受影响社区在内的广大利益相关者开展对话，各国政府均肩负首要责任。各国政府可根据自身需求和情况以及区域及国家优先重点，包括法律框架，考虑所提政策和行动建议的适宜性。为便于问责，《行动框架》采纳了 2025 年前改善孕产妇和婴幼儿营养状况和减少非传染性疾病风险因素的既定全球目标。建议实施一系列政策和计划方案，以创造有利环境，改善各部门的营养状况。具体行动建议可参见附录 3。

四、2021世界粮食系统峰会行动倡议

2019年10月16日世界粮食日，联合国秘书长安东尼奥·古特雷斯宣布将召开粮食系统峰会，这是在2030年前实现可持续发展目标十年行动的一部分。峰会将启动大胆的新行动，以推进实现所有17个可持续发展目标，每个目标都在某种程度上依赖于更健康、更可持续和更公平的粮食系统。

在5个行动轨道的指导下（行动轨道1：确保所有人都能获得安全而有营养的食品；行动轨道2：转向可持续消费模式；行动轨道3：促进对自然有积极影响的生产；行动轨道4：促进公平生计；行动轨道5：培养抵抗脆弱性、冲击和压力的韧性），峰会汇集来自科学、商业、政策、医疗保健和学术各界的关键参与者，以及农民、原住民、青年组织、消费者团体、环境活动人士和其他关键利益相关方。在峰会之前、期间和之后，这些行为者将携手让世界粮食系统发生切实、积极的变化。

峰会将让世界省悟到，我们所有人都必须共同努力，改变世界对粮食的生产、消费和思维方式。这是一次面向世界各地所有人的峰会，一次人民的峰会。这也是一次寻求解决方案的峰会，要求人人采取行动改变世界粮食系统。

（一）峰会旨在取得以下成果

一是制定重大行动和可衡量的进展方案，以推进《2030年可持续发展议程》。峰会将成功地确定解决方案和领导者，并发出呼吁让粮食系统各级采取行动，包括国家政府和地方政府、公司和公民。

二是提高认识，促进公众讨论改革我们的粮食系统能如何通过实施有利于人类和地球的改革来帮助我们大家实现可持续发展目标。

三是制定原则，以指导各国政府和其他利益相关方利用其粮食系统支持可持续发展目标。这些原则将设定一个乐观而鼓舞人心的愿景，使粮食系统在建设一个更公平、更可持续的世界方面发挥核心作用。

四是建立后续行动和审查制度，以确保峰会的成果继续推动新的行动和进展。这一制度将便于交流经验、教训和知识，还将衡量和分析峰会的影响。

（二）粮食系统与人类发展

"粮食系统"一词是指食品生产、加工、运输和消费所涉及的一系列活动。粮食系统影响人类生存的方方面面。粮食系统的健康深刻地影响我们身体的健康，以及我们环境、经济和文化的健康。粮食系统如果运行良好，就有将我们作为家庭、社区和国家凝聚在一起的力量。

但世界上太多的粮食系统岌岌可危、未经省察、一触即溃，全球数以百万计的人在 2019 年新冠肺炎疫情危机期间对此有了亲身感触。我们的粮食系统一旦失灵，随之而来的紊乱会威胁我们的教育、卫生和经济，以及人权、和平与安全。就像许多情况下，那些已经陷入贫穷或遭到边缘化的人是最脆弱的。

所幸的是，我们知道需要怎样做才能回到正轨。科学家们一致认为，变革我们的粮食系统是改弦更张、推进实现 17 个可持续发展目标的最有力方法之一。重建世界粮食系统也将使我们能够响应联合国秘书长关于在新冠肺炎疫情后"重建得更好"的号召。我们都是粮食系统的一部分，因此我们都必须团结起来，实现世界所需的变革。

（三）包容性和变革性的粮食系统助力加速实现零饥饿

秘书长行动声明"让粮食系统为人类、地球与社会繁荣服务"，无论你贫穷或富有、年轻或年老，你都需要吃饭。安全和营养的食物不仅提供生命和健康，而且为未来提供希望。每天，全球几十亿人收获、加工和运输食物到市场和我们的家中。消费者根据喜好和库存来选择吃什么，这种日常活动与我们所有人息息相关，并支撑着我们的文化、经济以及我们与自然世界的联系。妇女（通常是粮食系统的支柱）和年轻人为变革性的粮食系统提供了新的希望，我们因为作为家庭、社区和国家与自然和谐相处。

当我们进入 2030 年实现可持续发展目标的行动推进到十年时，

世界上许多粮食系统仍然很脆弱，没有让所有人都获得充足的食物。饥饿危机再次来袭。30 亿人负担不起健康饮食，几乎占全人类的一半。各种形式的营养不良，包括根深蒂固的肥胖，导致了广泛的健康、教育、性别和经济负面影响。贫困和财富严重不平等进一步加剧了粮食不安全和营养不良，影响因素包括冲突、极端气候和经济波动等。

新冠肺炎疫情大流行使这些令人担忧的趋势变得更为明显。到 2020 年，世界上多达 8.11 亿人面临饥饿，仅在一年内就增加了 20%。超过 4 100 万人正处于饥饿的边缘。正如我们所知，这场大流行病到来的时机很不巧，因为我们正与一场威胁着我们气候和生活的危机作斗争。粮食生产和当地生产者越来越容易受到气候变化的不利影响。联合国政府间气候变化专门委员会（IPCC）的最新报告显示，除非未来 10 年全球温室气体排放量减少 50%，否则在所有假设条件下，21 世纪的气温将超过工业化前水平 1.5~2℃。

与此同时，最近的报告发现，粮食系统贡献了多达 1/3 的温室气体排放，导致多达 80% 的生物多样性和多达 70% 的淡水丧失。然而，可持续粮食系统应被视为应对这些现有挑战的重要解决方案。在保护地球的同时养活不断增长的全球人口是可能的。

（四）聚焦人类、地球和繁荣解决方案的人民峰会

面对这些史诗般的挑战，联合国粮食系统峰会召集了从地方到全球层面的数以万计的人民。在联合国工作人员的领导下，粮食峰会成为"人民峰会"；并提出了行动建议，使其成为"解决方案峰会"，使粮食系统的变革效应成为到 2030 年实现可持续发展目标的驱动力。在整个过程中，政府和利益相关者找到了新的合作方式，为多边领域内多样化和丰富的生态系统注入了新的活力。

政府召集企业、社区和民间组织，通过在 148 个国家举行的全国对话，为尊重全球人民人权的粮食系统的未来规划道路，并形成了变革性粮食系统的鼓舞人心的愿景。这些对话揭示了政府与不同利益相关者共同采取行动的关键组成部分，以在 2030 年之前进一步加强粮食系统并支持人们实现食物权。

会员国、专家和利益相关者为加速行动贡献了 2 000 多个想法。行动轨道（Action Track）以系统的方式聚集了这些丰富的输入，以建立活动社区并促进新的合作伙伴关系。科学小组进行了广泛的咨询，并为峰会的大部分工作提供信息的证据基础做出了强有力的贡献。通过倡导者网络、全球粮食系统峰会对话和 900 多次独立对话，世界各地的人们就如何重塑粮食系统、推动国家依靠自身相机取行动提出了想法。所有参与者都能够从指导全球政策制定的世界粮食安全委员会（CFS）的参与和政策中受益。

摆脱新冠肺炎疫情大流行的影响和解除相关封锁后，来自 130 多个国家（地区）的 500 多人安全而富有成效地参加了在罗马举行的峰会前会晤（7 月 26—28 日），来自 183 个国家（地区）的 22 000 多人通过线上和线下途径参加了会议。他们共同发出了一个响亮的声音，即一切照旧还不够好，并呼吁采取行动的规模和紧迫性。与会者敦促采用与 2030 年议程保持一致的系统方法来处理粮食问题，以应对世界的复杂性，以实现我们所需的转型。

当世界各地的人们围绕粮食系统聚集在一起时，他们重申人类、地球和繁荣是 2030 年可持续发展议程的核心。在新冠肺炎疫情的影响结束之后，通过粮食系统采取的变革行动可以在推动全球复苏方面发挥重要作用。粮食系统正在 3 个基本领域取得进展：人——"为每个人的健康和福祉提供营养"；地球——"与自然和谐相处"；繁荣——"2030 年议程的包容性、变革性和公平的复苏"。这三重因素合力推动世界实现 2030 年议程。

（五）变革食物系统

这一历程深刻地证实了我们的食物系统拥有实现美好世界的共同愿景的力量。在世界各地，参与粮食系统的人们正在为数十亿人提供营养食品，同时保护生物多样性和关键生态系统。

人们认识到，我们必须在建立良好做法的基础上，例如本地粮食系统、投资于科学和创新，并让所有人特别是妇女和青年、原住民、企业和生产者参与实现可持续发展目标。

我们还一致认为应该因地制宜。虽然当地情况、方法和观点可能不同，但粮食系统必须适应以实现可持续发展目标。这反过来又丰富了与全球层面的链接，包括实现其他国际协议的目标，例如《巴黎协定》和《联合国生物多样性公约》。

许多政府承诺以符合 2030 年议程的方式加速和深化粮食系统的变革力量。峰会重点集中在以有助于人们营养、健康和福祉、恢复和保护自然、气候中性、适应当地情况以及提供体面工作和包容性经济的方式为不断增长的人口提供食物。

17 项可持续发展目标的雄心壮志都为这一转变提供了信息和支持，其基础是我们必须抓紧从缓慢和孤立的行动转向系统方法。所有部门齐心协力，实现共同目标，粮食系统才会蓬勃发展。粮食系统涉及多个政府部门，涉及多个科学学科以及传统和乡土知识的相互作用。

变革行动需要我们粮食系统发展各个领域的人密切参与，例如农民、牧民、食品工人和渔民。政府、商业界，包括中小企业到跨国公司，协力通过负责任的商业实践和创新解决方案发挥重要作用，使粮食系统更具可持续性、弹性和公平性，同时调整他们的做法以确保所有人获得营养和健康的饮食。还需要转变和扩大公共和私人食品融资，包括科学和研究。这种融资方式的创新和变革必须避免过多的隐性成本，并支持更健康、更具包容性和更可持续的结果。

食物的价值也必须被理解为远不止是一种商品。食物应该是一个必须可以实现的人的权利，必须更好地评估经济、社会和环境影响以及外部性，并根据需要减轻或利用。

大流行病的发生提醒我们之间相互联系，我们的健康、动物的健康和地球有着内在的联系，所以我们迫切需要在国家、区域和全球层面加强合作，以解决抗微生物药物耐药性和人畜共患疾病，采取一种综合的和基于系统的健康方法。系统性的单一健康的方法对于实现强大和有弹性的经济体也至关重要。

开放、非歧视、透明、基于规则的贸易对于建立更具包容性和弹性的粮食系统至关重要。尽管全球供应链面临挑战，但新冠肺炎疫情已让当地和区域粮食系统充分展示其弹性。

（六）加速粮食系统转型，实现 2030 可持续发展目标

粮食系统峰会为 2030 年议程提供了必要的动力，并在新冠肺炎疫情的阴云中带来了一线希望。所有利益相关者尤其是政府，现在必须重申一项承诺，即采取紧急、大规模和团结一致的行动，以兑现可持续发展目标的承诺。

在可持续发展目标中，世界为粮食系统制定了明确而雄心勃勃的目标，这些目标反映了可持续发展的环境、经济和社会支柱之间的复杂关系。我们不需要新的目标；我们需要大胆且及时的行动，实施实现目标所需的变革性行动。虽然我们的目标是通过消除饥饿来明确关注食物，但其他目标与食物系统中的挑战也有关。

例如，粮食系统在消除贫困和实现可持续发展目标 1 中可发挥关键作用。解决营养过剩和营养不良的共存问题对于实现可持续发展目标 3 中的健康目标至关重要。如果农业不发挥核心作用，我们就不可能可持续地管理水资源以实现可持续发展目标 6。可持续渔业管理是海洋保护和可持续利用以及实现可持续发展目标 14 的基础。更广泛的粮食系统还必须反映我们对可持续发展目标 12 中的可持续消费和生产、可持续发展目标 13 中的减缓气候变化并强化人类适应以及可持续发展目标 15 中陆地生态系统的保护、恢复和可持续管理的承诺。

（七）需要采取的关键行动

必须支持制定和实施通向 2030 年的国家途径的国家机制，这些途径具有包容性并符合各国的气候承诺，以国家粮食系统对话为基础。联合国系统和所有相关利益相关方，包括国际金融机构、私营部门和民间组织，都在支持国家实施方面发挥着关键作用。行动必须由各国政府根据当地情况在国家层面进行推动。峰会进程提出了 5 个行动领域，以帮助为实现 2030 年议程愿景所需的过渡提供信息。这些领域包括养育全体人类，促进以自然为本的解决方案，促进公平生计、体面工作并赋能社区，建立抵御脆弱性、冲击和压力的复原力，加快实施手段。

取得进展将需要当地和全球的实践社区和利益相关者在这些行动

领域的方针指导下与国家政府合作。特别是通过融资、数据、科学和创新、治理和贸易支持加强实施。

在整个过程中，我们欢迎新出现的多利益相关方倡议和联盟，以帮助加快实现国家层面这5个行动领域所告知的可持续发展目标的进展。特别是，我们需要采取行动响应国家需求，同时保持强大的、包容性的国家自主权；拥有强大的利益相关者代表，特别是原住民、妇女和青年，并激励全球合作伙伴并更好地协调投资，以支持国家目标的实施。加强以科学为基础的全球方案倡议将是实现2030年议程的关键。

（八）峰会之外的行动

峰会的后续行动将在各国和支持组织现有努力的基础上进行。在国家层面支持这些努力的峰会成果的实施将利用现有机构，并在必要时提高其响应能力。在国家层面，政府将得到驻地协调员（RC）和联合国国家工作队（UNCT）的支持，在所有利益相关者的参与和贡献下，利用工具和流程并借助国家途径。

在全球层面，在整个联合国系统内与合作伙伴合作，即设在罗马的粮农组织、农发基金、粮食计划署等，它们将共同领导一个协调中心，与更广泛的联合国系统工作人员合作并利用这些人力资源来支持粮食系统峰会的后续行动。这些合作伙伴将包括民间社会和企业等非政府机构。协调中心将具有关键功能，包括：加强与重要政府间论坛的协同作用，例如高级别政治论坛（HLPF）和发展筹资论坛进程并结合其他重点关注的全球进程，包括与环境、气候、生物多样性、粮食安全、健康和营养相关的进程，以确保在这些领域和其他对2030年议程至关重要的相关工作中更好地考虑粮食系统；协调和促进RBA、更广泛的联合国系统和其他专家机构的技术和政策支持，以利用驻地协调员系统制定并实施完备国家粮食系统方法；建立一个倡导者咨询小组来为该中心提供建议，并由优先选区的专门代表组成，特别是青年、原住民、生产者、妇女和私营部门，以确保对峰会采取有力的后续行动，这应包括确保实施平台和途径考虑这些声音和问题的观点；在全球层面与粮安委高级别专家小组（HLPE）合作，支持在地方和国家层面加强科学政策能力和互动。

世界粮食安全委员会仍然是一个重要的政府间和利益相关者平台，它让所有人共同努力，通过可持续和变革性的粮食系统确保所有人的粮食安全和营养。与粮安委合作领导粮食系统峰会的后续行动对于履行其使命至关重要。

面制制　　激励大家行动让人们开始加强所有渠道的面制制，以确保所有人和我们星球的福祉。

政府有责任通过制定规则并执行这些规则来发挥领导作用。在全球范围内，现有机构需要加强其机制，以支持所有参与者之间的相互问责，包括粮安委及其民间社会和私营部门机制。

在国家层面，驻地协调员将协助秘书长提交年度报告，并定期向联合国可持续发展集团（UNSDG）主席报告对国家层面实施的支持。借鉴国家、区域和全球各级的这项工作，秘书长将在 2030 年之前向高级别政治论坛提交一份关于本次峰会后续行动进展的年度报告。请会员国考虑如何在高级别政治论坛范围内审议本报告。

两年盘点。秘书长将每两年召开一次全球盘点会议，审查行动进程成果的实施进展及其对实现 2030 年议程的贡献。这将得到 RBA、更广泛的联合国系统和合作伙伴的支持。

2021 年 9 月 23 日，在第 1 届联合国粮食系统峰会上，联合国秘书长呼吁世界信守承诺，建立起服务人类、地球和世界繁荣的粮食系统，创造更美好的未来。

纽约联合国大会期间，联合国秘书长安东尼奥·古特雷斯在粮食系统峰会上发表了一篇《主席行动声明纲要》，呼吁各国政府和合作伙伴履行承诺，在 2030 年前实现 17 项可持续发展目标。在联合国秘书长发表这篇声明之前，世界各国已经在社区、国家、区域和全球层面开展了为期 18 个月的对话与合作。在此之后，各国领导人郑重承诺，将要建立起更具韧性、包容性和可持续性的粮食系统。

联合国秘书长说："疫情将我们人为地分开，峰会的筹备工作又让我们走到了一起。""通过国与国之间的对话，148 个国家和地区的政府召集了企业、社区和民间团体，为未来粮食系统规划道路。10

万余人就解决方案进行讨论，其中许多解决方案已经在本次峰会上得到了展示。"

古特雷斯赞扬这种对话"为多边主义注入了新的活力""引领粮食系统的发展道路，将以 3 种基本方式推动全球复苏：服务于人类、服务于地球、服务于世界繁荣。"

随着 90 多位国家元首和政府首脑提交国家战略与承诺，联合国秘书长大声疾呼建立起"以人民为中心的粮食系统"。他还强调，"家庭农户、牧民、工人、原住民、妇女、青年，我们要互相学习、互相启发，共同实现可持续发展目标。"

《行动声明》指出，国家和区域层面上的五大关键领域的进展将推动全球转变，促进可持续发展目标的实施进程，保障全体人类的基本人权。

根据峰会独立科学小组、行动调查和峰会对话提供的信息，这五大领域包括：滋养全体人类；推动基于自然的解决方案；促进公平生计、体面工作和赋权社区；增强韧性，以弥补短板、应付冲击、对抗压力；为实施措施提供支持。

驻地协调员（RC）和联合国国家工作队（UNCT）将为各国的粮食系统变革提供支持。在全球层面，包括粮食与农业组织（FAO）、国际农业发展基金（IFAD）和世界粮食计划署（WFP）在内的联合国机构将共同领导联合国全系统协调中心，继续开展峰会部署的工作。该中心将参考重要参与者和事务代表的结构化建议，特别是青年、原住民和妇女的建议。

联合国秘书长将向高级政治论坛提交年度报告，监督联合国 2030 年议程的进展。秘书长还将每两年引领开展一次全球盘点，以审查进度。

切实解决全球饥饿、气候变化和生物多样性丧失等问题，是世界各国领导人在联合国粮食系统峰会上的承诺。

首届联合国粮食系统峰会召集了世界各国领导人，旨在推动国家和区域行动，通过粮食系统改革来实现联合国的 17 个可持续发展目标。联合国 2030 年的可持续发展目标包括零饥饿、无贫困、性别平等和气候行动等。

此前，联合国政府间气候变化专门委员会（IPCC）的最新报告对人为因素导致的全球变暖发出"红色警报"。美国是世界主要农业生产国之一，其政府承诺在5年内投入100亿美元，用于应对气候变化，并在不耗尽自然资源的情况下，帮助养活最弱势人群。

⋯⋯⋯⋯⋯⋯⋯⋯⋯⋯⋯⋯⋯⋯⋯⋯⋯⋯⋯⋯⋯⋯⋯是粮食过剩的国家，都必须采取措施改善营养并使粮食系统适应不断变化的气候。"

粮食系统转型是为全球30亿营养不良人口提供支持、保护全球人口所赖以生存的资源基础的关键。在此背景下，联合国秘书长于2019年呼吁通过充分利用粮食系统相互关联的重要性来加速全球进展，此次峰会中，世界各地超过85位国家元首做出承诺。

新冠肺炎疫情使2020年生活在贫困中的人口增加至1.24亿人，预计到2030年仍将有约6亿人口生活在贫困中。

新西兰总理杰辛达·阿德恩宣布新西兰将加入原住民人民粮食系统联盟，并表示："我们致力于确保原住民能够帮助带领我们前行。对于新西兰来说，这意味着消除障碍，赋予毛利人领导力，加大毛利人在我们食品行业的重要作用，并鼓励毛利商业化农业的发展。"

其他国家承诺支持原住民群体的权利，其中包括洪都拉斯加强地方部门的作用，萨摩亚推广传统和原住民知识以促进自然生产以及秘鲁和菲律宾支持土地所有权的正规化。

营养不良的患病率在2020年上升至约9.9%，部分原因是新冠肺炎疫情大流行，2020年全球饥饿人口达到7.20亿~8.11亿人。与此同时，2/3的儿童没有得到幼儿期健康成长所需的最低限度的多样化饮食。

"作为国际社会，我们并没有兑现消除饥饿的承诺，"芬兰总统绍利·尼尼斯托表示。"在芬兰，学校自20世纪40年代以来一直提供免费校餐，以解决战后贫困和营养不良问题。"他补充道："事实证明，校餐制度是对未来以及对社会经济和社会福利的投资。"

孟加拉国总理谢赫·哈西娜承认食物是一项"基本权利"，她强调在一个农业仍然是最重要部门的国家，有必要把重点放在"为所有人提供优质食品"。

同样，非洲国家布基纳法索强调食物这项基本权利，承诺将其纳入宪法。许多国家宣布了本国倡议，确保粮食系统不仅满足其人口的营养需求，而且满足与气候变化、生物多样性和所有人的体面生计相关的目标。

柬埔寨承诺努力促进性别平等，并为青年和女性在粮食系统中创造就业机会，同时使他们有能力成为营养饮食变革的推动者。

斐济共和国总理乔萨亚·沃伦盖·姆拜尼马拉马代表太平洋岛屿论坛发言时说："正如我们的环境、人民和粮食系统深深地交织在一起并相互维系一样，为了自己和子孙后代，我们的应对措施也必须如此。"斐济共和国早些时候概述了自己的 5 项国家优先事项，包括更加可持续地消费绿色食品（绿色植物通过光合作用转化的食品）和蓝色食品（海洋提供的食品），以预防生物多样性丧失和解决小岛屿发展中国家日益加剧的非传染性疾病危机。

阿联酋宣布与美国共同发起气候农业创新特派团倡议（AIM）。该联盟涉及联合国秘书长安东尼奥·古特雷斯提出的 5 个优先行动领域（包含超过 15 个国家作出的提供健康和营养的校餐的全球承诺），具体包括：为所有人提供优质食品；推进基于自然的解决方案；促进公平的生计、体面的工作和赋能的社区；培养抵御脆弱性、冲击和压力的复原力；支持实施手段。

美国农业部长汤姆·维尔萨克表示："我们必须借助独创性的力量来改善粮食系统，以便为所有人提供安全、营养、经济且易获得的食物，同时保护自然资源并应对气候危机。"

向峰会提交的全部资料汇编已以官方汇编形式发布，而所有组织和团体做出的承诺已递交至在线承诺登记。

在民间团体、金融机构、学术界和慈善界发起的新倡议中，其中包括梅琳达·盖茨代表比尔和梅琳达·盖茨基金会宣布的一项为期 5 年的 9.22 亿美元的营养粮食系统新投资，她说："营养不良每年给全球经济造成的损失高达 3.5 万亿美元。为所有人提供安全、实惠且营养丰富食物的弹性粮食系统将促进个人和国家的健康和繁荣。"

世界银行行长戴维·马尔帕斯强调，"更明智的粮食融资，加上科学知识和政治意愿，可以成为主要的游戏规则改变因素。"

参考文献

联合国儿童基金会.2019 年世界儿童状况：儿童、食物与营养-在变迁的世界中健康成长执行摘要［R/OL］.［2021-09-17］.https：//www.unicef.cn/media/19736/file/%E3%80%8A2019%E4%B8%96%E7%95%8C%E5%84%BF%E7%AB%A5%E7%8A%B6%E5%86%B5%E3%80%8B%E6%89%A7%E8%A1%8C%E6%91%98%E8%A6%81.pdf.

联合国儿童基金会.《2019 年世界儿童状况》报告［R/OL］.［2021-09-17］.https：//features.unicef.org/zh/state-of-the-worlds-children-2019-nutrition/.

联合国儿童基金会.《2019 年世界儿童状况》执行摘要：儿童、食物与营养［R/OL］.［2021-09-17］.https：//www.unicef.cn/reports/sowc-2019-executive-summary.

联合国环境规划署.生物多样性公约缔约方大会第十三届会议生物多样性公约缔约方大会通过方决定［EB/OL］.［2021-09-15］.https：//www.cbd.int/doc/decisions/cop-13/cop-13-dec-01-zh.pdf.

联合国粮食及农业组织.《2022—31 年战略框架》［EB/OL］.［2021-09-15］.http：//www.fao.org/3/ne577zh/ne577zh.pdf.

联合国粮食及农业组织.粮农组织亚洲及太平洋区域会议第三十五届会议粮农组织"手拉手"行动计划：新方法［EB/OL］.［2021-09-15］.http：//www.fao.org/3/nb850zh/nb850zh.pdf.

联合国粮食及农业组织.支持在国家粮食安全范围内逐步实现充足食物权的自愿准则［EB/OL］.［2021-09-16］.http：//www.fao.org/3/y7937c/y7937c.pdf.

联合国粮食及农业组织.支持在国家粮食安全范围内逐步实现充
足食物权的自愿准则 [EB/OL]. [2021-09-16].http：//www.
fao.org/right-to-food/resources/resources-detail/en/c/44965/.

联合国粮食系统峰会.切实解决全球饥饿、气候变化和生物多样
性丧失等问题——世界各国领导人在历史性的联合国粮食系统
峰会上做出承诺 [EB/OL]. [2021-09-27].https：//www.un.
org/sites/un2.un.org/files/press _ release _ 2 _ ms _ commitments _
final_zh.pdf.

联合国粮食系统峰会.在第一届粮食系统峰会上，联合国秘书长
表示粮食系统有力量"实现美好世界的愿景" [EB/OL].
[2021-09-27].https：//www.un.org/en/food-systems-summit/
news/food-systems-hold-power-%E2%80%98realise-vision-bet-
ter-world%E2%80%99-says-un-secretary-general.

联合国粮食系统峰会主席总结.秘书长行动声明"让粮食系统为
人类、地球与社会繁荣服务"2021 年 9 月 23 日 [EB/OL].
[2021 - 09 - 27]. https：//www.un.org/sites/un2.un.org/files/
food_systems_summit_-_statement_of_action_zh.pdf.

联合国世界粮食计划署.零饥饿：2030 年可持续发展日程的核心
[EB/OL]. [2021-09-17].https：//cdn.wfp.org/wfp.org/publi-
cations/2016-zero-hunger-heart-2030-agenda.pdf? _ ga = 2.
147744823.1242759596.1631631155-370656731.1626759375.

世界粮食安全委员会（粮安委）. CFS Corporate Profile [EB/OL].
[2021 - 09 - 18]. http：//www.fao.org/fileadmin/templates/cfs/
Docs1920/Corporate_Files/CFS_Corporate_Profile_Ch.pdf.

世界粮食安全委员会.《粮食体系和营养自愿准则》（《自愿准
则》)[EB/OL]. [2021-09-18].http：//www.fao.org/fileadmin/
templates/cfs/Docs2021/VGFSyN/CFS_VGFSyN_TwoPager_web_
ZH.pdf.

世界粮食安全委员会.第四十四届会议"为实现粮食安全和营养
而发挥作用"报告 [R/OL]. [2021-09-18].http：//www.fao.

org/3/mv030c/mv030c.pdf.

世界粮食安全委员会.第四十四届会议"为实现粮食安全和营养而发挥作用"全球粮食安全和营养战略框架（全球战略框架）2017 年版［EB/OL］.［2021-09-18］.http：//www.fao.org/3/mt648c/mt648c.pdf.

世界粮食安全委员会.第四十四届会议文件清单［EB/OL］.［2021-09-18］.https：//www.fao.org/about/meetings/cfs/cfs44/documents/zh/.

世界卫生组织.第 136 届执行委员会会议（2015）第二次国际营养大会的结果总干事的报告［DB/OL］.［2021-09-16］.https：//apps.who.int/iris/handle/10665/252392.

世界卫生组织.第五十七届世界卫生大会（2004）饮食、身体活动与健康全球战略：秘书处的报告［R/OL］.［2021-09-07］.https：//apps.who.int/iris/handle/10665/22778.

世界卫生组织.第五十七届世界卫生大会饮食、身体活动与健康全球战略秘书处的报告［R/OL］.［2021-09-07］.https：//apps.who.int/iris/bitstream/handle/10665/22778/A57_9-ch.pdf?sequence=1&isAllowed=y.

世界卫生组织.世界卫生组织全球食品安全战略草案食品安全规划 2002［EB/OL］.［2021-09-16］.https：//apps.who.int/iris/bitstream/handle/10665/42559/9241545747_chi.pdf?sequence=3&isAllowed=y.

世界卫生组织.执行委员会第一三六届会议第二次国际营养大会的结果总干事的报告［R/OL］.［2021-09-16］.https：//apps.who.int/iris/bitstream/handle/10665/252392/B136_8-ch.pdf?sequence=1&isAllowed=y.

世界卫生组织世界卫生大会（2010）.向儿童推销食品和非酒精饮料［EB/OL］.［2021-09-17］.https：//apps.who.int/iris/handle/10665/5537.

世界营养宣言［J/OL］.营养学报，1994，16（1）：1-5.［2021-

09-18].https：//kns.cnki.net/kcms/detail/detail.aspx？dbcode=
CJFD&dbname=CJFD9495&filename=YYXX401.000&uniplatform=
NZKPT&v=TwO%25mmd2BHW0llWLzvmWXyMpFzf%25mmd2B-
j4C9SX7A99KflO9%25mmd2FXt0j8CBsPTn6cPPRbyYuEsBiy.

中国常驻联合国粮农机构代表处 FAO 组.第二届国际营养大会在

世界代替｜国机,世界灾难,2014.12.175 176.｜2021

09-18].https：//kns.cnki.net/kcms/detail/detail.aspx？dbcode=
CJFD&dbname=CJFDLAST2015&filename=SJNY201412042&uni-
platform=NZKPT&v=L8Sk2CDoFUcRiPxkc4dZfYDY0W51GIL0N-
O%25mmd2Bu1s2fRX1WpRgsNix3FuEHPOc1EIZF.

中华人民共和国外交部.联合国儿童基金会（United Nations
Children's Fund—UNICEF）［EB/OL］.［2021-09-17］.
https：//www.fmprc.gov.cn/web/gjhdq_676201/gjhdqzz_681964/
lhg_681966/jbqk_681968/t311635.shtml.

中华人民共和国外交部.联合国粮食及农业组织［EB/OL］.
（2013-08-20）［2021-09-15］.https：//www.fmprc.gov.cn/
web/gjhdq_676201/gjhdqzz_681964/lhg_681966/jbqk_681968/
t1068137.shtml.

中华人民共和国外交部.世界粮食计划署（World Food Programme-
WFP）［EB/OL］.［2021-09-17］.https：//www.fmprc.gov.cn/
web/gjhdq_676201/gjhdqzz_681964/lhg_681966/jbqk_681968/
t311651.shtml.

Committee on World Food Security. CFS Multi-Year Programme of
Work 2020-2023［EB/OL］.［2021-09-18］.http：//www.fao.
org/cfs/about-cfs/programme-of-work/en/.

Committee on World Food Security. CFS Voluntary Guidelines on Food
Systems and Nutrition［EB/OL］.［2021-09-18］.http：//www.
fao.org/cfs/vgfsn.

Committee on World Food Security. Framework for Action for Food Se-
curity and Nutrition in Protracted Crises［EB/OL］.［2021-09-

18].http：//www.fao.org/cfs/policy-products/ffa.

Committee on World Food Security. Global Strategic Framework for Food Security & Nutrition （GSF） 2021 EDITION ［EB/OL］. ［2021 - 09 - 18］. http：//www. fao. org/cfs/policy - products/ onlinegsf/1/en/.

Committee on World Food Security. Global Strategic Framework for Food Security and Nutrition （GSF） 2021 ［EB/OL］. ［2021-09- 18］. http：//www. fao. org/fileadmin/templates/cfs/Docs2021/ GSF/NF445_CFS_GSF_2021_Clean_en.pdf.

Food and Agriculture Organization of the United Nations. United Nations Decade of Action on Nutrition 2016-2025 ［A/OL］. ［2021- 09 - 16］. https：//www. un. org/nutrition/sites/www. un. org. nutrition/files/general/pdf/work_programme_nutrition_decade.pdf.

UNICEF, WHO and the World Bank Group Joint Child Malnutrition Estimates. Levels and trends in child malnutrition：Key findings of the 2020 edition ［R/OL］. ［2021-09-17］.https：//www.unicef. org/media/69816/file/Joint-malnutrition-estimates-2020.pdf.

UNICEF, WHO and the World Bank Group Joint Child Malnutrition Estimates. Levels and trends in child malnutrition：Key findings of the 2020 edition ［R/OL］. ［2021-09-17］.https：//www.unicef. org/reports/joint - child - malnutrition - estimates - levels - and - trends-child-malnutrition-2020.

UNICEF. Global Annual Results Report 2020 GOAL AREA 1Every child survives and thrives ［R/OL］. ［2021-09-17］.https：// www. unicef. org/media/102426/file/Global - annual - results - report-2020-goal-area-1.pdf.

UNICEF. Global Annual Results Report 2020：Goal Area 1 Ensuring that every child has the right to life, survival and development, and to grow up healthy and strong ［R/OL］. ［2021 - 09 - 17］. https：//www.unicef. org/reports/global - annual - results - 2020 -

goal-area-1.

UNICEF. Nutrition, for every child UNICEF nutrition strategy 2020-2030 [R/OL]. [2021 - 09 - 17]. https：//www. unicef. org/reports/nutrition-strategy-2020-2030.

World Food Programme. WFP Strategic Plan (2017-2021) [EB/OL]. [2021 - 09 - 17]. https：//docs. wfp. org/api/documents/WFP - 0000019573/download/? _ga = 2. 80127255. 1242759596. 1631631155-370656731.1626759375.

World Food Programme. World Food Programme Strategy for Support to Social Protection：Summary version [EB/OL]. [2021 - 09 - 17]. https：//docs. wfp. org/api/documents/WFP - 0000129790/download/? _ga=2.79645076.1242759596.1631631155-3706567-31.1626759375.

World Health Organization Regional Office for the Eastern Mediterranean (2010). A practical guide to developing and implementing school policy on diet and physical activity [EB/OL]. [2021-09-07].https：//apps.who.int/iris/handle/10665/119904.

World Health Organization (2005). Fruit and vegetables for health：report of the Joint FAO/WHO Workshop on Fruit and Vegetables for Health [R/OL]. [2021-09-07].https：//apps.who.int/iris/handle/10665/43143 .

World Health Organization, Regional Office for South - East Asia (1997). Development of food based dietary guidelines for the Asian region [EB/OL]. [2021-09-07]. https：//apps. who. int/iris/handle/10665/331676 .

World Health Organization. WHO Forum on Reducing Salt Intake in Populations, World Health Organization & WHO Technical Meeting on Reducing Salt Intake in Populations. Reducing salt intake in populations：report of a WHO forum and technical meeting [R/OL]. [2021 - 09 - 07]. https：//apps. who. int/iris/handle/

10665/43653.

World Health Organization. WHO Food Safety Programme（2002）. WHO global strategy for food safety：safer food for better health ［EB/OL］.［2021－09－16］.https：//apps.who.int/iris/handle/ 10665/42559.

附　　录

附录1　《世界营养宣言》

1. 我们代表159个国家和欧洲经济共同体出席1992年12月在罗马召开的国际营养会议的所有部长和全权代表，宣布我们决心消灭饥饿和减少各种形式的营养不良现象。在一个既有知识又有资源来结束人类这种灾难的世界上，饥饿和营养不良现象是为人们所不能接受的。我们承认获得营养充分和安全的食物是每个人的一种权利。我们承认，世界上有足够的食物供所有的人食用。主要问题是人们没有公平地获得粮食的机会，铭记世界人权宣言中所述的足够的生活水准（包括获得食品）的权利。我们保证团结一致地行动以确保免受饥饿成为现实。我们还宣布，我们决心为了确保在一个和平、正义与环境安全的世界上所有的人获得持久的营养福利而共同努力。

2. 虽然在预期寿命、成人扫盲和营养状况方面全世界有了显著的改善，但是我们大家仍极为关切地看到这样一个令人不能接受的事实：发展中国家约有7.8亿人（占发展中国家人口的20%）仍然没有机会获得足够的粮食来满足他们营养福利的基本日常需要。

3. 我们特别感到忧虑的是，非洲、亚洲和拉丁美洲部分地区5岁以下儿童营养不良的高患病率和日益增加的人数。而且，有20亿以上的人（主要是妇女和儿童）患有一种或多种微量营养素缺乏症。由于缺乏碘，一些新生婴儿将继续智力迟钝；一些儿童由于缺乏维生素A而失明或死亡；大量妇女和儿童受到了缺铁的不利影响。数以亿计的人还患有因食物和水污染而引起的传染性和非传染性疾病。与此同时，在发达国家和发展中国家许多人患有与膳食摄取量过多或不平衡相关的往往导致过早死亡的慢性非传染病。

4. 我们呼吁联合国紧急审议在现有的结构和资源限度内宣布国际粮食与营养 10 年的问题，以便更加强调实现本世界营养宣言的目标。这种审议应特别着重非洲和亚洲及拉丁美洲和加勒比海的粮食和营养问题。

5. 我们认识到贫困和缺乏教育往往是不发达造成的结果，是产生饥饿和营养不良现象的基本原因。大多数社会里都存在穷人，他们没有充分获得粮食、安全用水、卫生设备、保健服务和教育的机会，而所有这些都是获得营养福利的基本条件。

6. 我们决心确保发展计划和政策导致人们福利的持续改善，并确保它们注意环境保护和有利于改善当代和后代人的营养与健康状况。在这方面，农业的多功能作用，特别是在粮食安全、营养、持续农业和保护自然资源方面的多功能作用，具有特殊的重要性。我们必须在家庭、社区、国家和国际各级执行前后一致的农业、畜牧业、渔业、粮食、营养、卫生、教育、人口、环境、经济和社会方面的政策与计划，以便在人口和现有资源之间及城乡地区之间实现和保持平衡。

7. 在解决营养问题方面进展缓慢反映了许多国家缺少为评估营养问题的性质、严重程度和原因及实施解决这些问题的协调计划所需的人力和财力、机构能力及政策承诺。需要开展基础和应用科研，以及建立粮食和营养监测系统，以便更明确地确定造成营养不良问题的各种因素及找出解决这些问题，特别是妇女、儿童和老年人的这些问题的方法和手段。

8. 此外，社会和经济差异及男女不平等现象的继续存在，歧视性的做法和法律，水灾、旋风、旱灾、沙漠化和其他自然灾害，以及许多国家对农业、卫生、教育及其他社会服务预算拨款的不足，也妨碍着营养福利。

9. 战争、占领、内乱、自然灾害以及侵犯人权和不适当的社会经济政策，致使千百万人沦为难民、流离失所者、受战争之害的非战斗平民和移民，使他们属于最易发生营养问题的人群之列。用以使他们得到恢复和照料的资源往往极端匮乏，营养缺乏是普遍现象。所有负有责任的各方都应按照联合国章程进行合作，确保粮食和医疗物资安全和及时通过并分配给在困难中的那些人。

10. 变化中的世界环境和国际紧张局势的缓和改善了和平解决争端的前景，并给予我们以前所未有的机会把资源更多地用于生产和有益于且家的目的，以确保所有人的营养福利，尤其是贫困、处境不利及易受害的人群的营养福利。

11. 我们认识到，所有人的营养福利是社会发展的一个条件，而且应当是人类发展取得进步的一个关键目标。它必须置于我们社会经济发展计划和战略的中心。其成功取决于促进人民与社区的参与及各级的多部门行动并考虑到它们的长期作用。可能需要着手采取或加强改善营养福利的短期措施，以作为长期发展努力获得利益的补充。

12. 政策和计划应针对最困难的那些人。我们的重点应是实施以人为中心的政策和计划，这种政策和计划会使城乡贫民有更多的机会获得资源并管理资源，从而提高其生产力和收入，并加强他们照料自己的能力。我们必须支持和促进人民和社区的主动精神，确保贫民参与影响他们生活的决定。我们充分认识到家庭单位在为儿童和其他处境不利的人群（包括老人）提供合适的粮食、营养和适当的照料环境以满足他们的物质、精神、情感和社会需要的重要性。在家庭单位不再能充分承担这些责任的情况下，社区和（或）政府应为处境不利的人提供一个支持网络。因此，我们决心加强和促进家庭单位作为社会的基本单位。

13. 妇女和青春期少女获得足够营养的权利至关重要。必须改善她们的健康和教育状况。应当使妇女有机会参加决策的过程并增加妇女对资源的获得和管理的机会。特别重要的是为男人和妇女提供计划生育服务，并在怀孕和哺乳期及幼儿期间向妇女特别是工作的妇女（不管是否有工资收入）提供支持。还应通过适当的教育鼓励男人在促进营养福利方面发挥积极的作用。

14. 粮食援助可用于救急及对难民和流离失所者提供救济，并用以支持家庭粮食安全和社区及经济发展，应为接受紧急粮食援助的国家提供足够的资源，以使它们能从恢复阶段进入发展阶段，从而能够应付今后出现的紧急情况。必须注意避免产生依赖性，并避免对饮食习惯和粮食的当地生产和销售产生不利影响。在粮食援助将要减少或停止之前，应采取措施尽可能大大提前提醒受援国注意。以便它们能找到其他的来源和实施其他的措施。在适当的情况下，根据每个国家的国内法律，可将粮援通过在当地群众参与下的非政府组织来提供。

15. 我们重申，作为国家和国际社会，我们有义务保护和尊重冲突地区平民对营养足够的食物和医疗供应品的需要。我们重申根据国际人道主义法律，粮食不应被用作施加政治压力的一种手段。不应因政治派别、地理位置、性别、年龄、种族、部落或宗教信仰而拒绝提供粮食援助。

16. 我们认识到每个国家政府负有保护和促进本国人民的粮食安全和营养福利的主要责任，特别要保护易受害人群。然而，我们还强调指出，整个国际社会应当采取行动来支持低收入国家的这种努力。这些行动应包括增加官方发展援助，以便使这种援助达到占发达国家国民生产总值 0.7% 这一由联合国提出并被接受的指标，1992 年联合国环境与发展会议（"发达国家重申它们的承诺：达到将其 0.7% 的国内总产值作为官方发展援助这一由联合国确定的并被接受的指标。尚未达到这一指标的发达国家同意加强其援助计划，以尽早达到这一指标，并尽快和尽可能有效地执行《二十一世纪议程》，一些国家已经同意在 2000 年之前达到这一指标。……对已达到这一指标的发达国家表示赞扬。并鼓励它们继续促进共同的努力，以便为必须筹集的资源提供更大量的资源。其他的发达国家，根据其对发展中国家的改革工作的支持情况，同意做最大的努力来增加其官方发展援助的数额……"（联合国环境与发展会议报告，里约热内卢，1992 年，第 33.13 段）曾重申了这一指标。另外，重新协商或减轻外债能在很大程度上有利于中等收入和低收入国家的营养福利。

17. 我们承认进一步放宽和扩大世界贸易的重要性，它可能增加发展中国家的外汇收入和就业机会。将需要继续采取补偿措施，以保护受不利影响的发展中国家和中等收入及低收入国家中易受害阶层免受结构调整计划可能造成的不利影响。

18. 我们重申在一系列国际会议上和文献中所阐述的人类发展、粮食安全、农业、乡村发展、保健、营养和环境与持续发展的目标（1974 年世界粮食会议；1978 年阿拉木图初级卫生保健会议，1979 年世界农村改革及乡村发展会议；1979 年《消除对妇女一切形式歧视公约》，特别是第十一、第十二条；1990 年关于保护、促进和支持母乳喂养因诺琴蒂宣言；1991 年蒙特利尔关于微量营养素缺乏而导致营养不良的政策会议；及 1992 年里约环境与发展宣言）。我们重申我们为实现第四个联合国发展十年和世界儿童问题首脑会议的营养目标所承担的义务（见附件）。

19. 作为行动计划和指导制定国家行动计划的基础，包括在规定时间内确定可衡量的目标，我们保证在 20 世纪 90 年代结束以前全力消除：饥荒和与此有关的死亡；发生在受天灾人祸影响的地区的饥饿和营养缺乏引起的疾病；碘和维生素 A 缺乏症。我们还保证在本十年内大大减少：饥饿和普遍的长期饥馑；营养不足，尤其是儿童、妇女和老年中的营养不足；包括铁在内的其他重要的微量营养素缺乏症；与饮食有关的传染病和非传染病；妨碍最适宜的母乳哺育的社会和其他因素；卫生条件不够和卫生差，包括饮水不安全。

20. 我们决心促进政府、多边、双边和非政府组织、私营部门、社区和个人之间积极的合作，以逐步消除在富足情况下导致存在饥饿和各种形式营养不良的丢丑现象的原因。

21. 我们深深懂得人类生命和尊严的固有价值。因此通过了所附的改善营养行动计划，并重申决心在 1994 年底以前根据所附行动计划中的原则和有关战略修改或制定我们的国家行动计划。我们保证将其付诸实施。

附件 联合国第四个发展十年的营养目标

成员国必须贯彻已达成的协议，作出一切努力在本十年实现四项目标：

消除饥饿现象和由饥荒造成的死亡；

在儿童中大大减少营养不良和死亡率；

明显减少长期饥馑的现象；

消除主要的营养性疾病。

世界儿童问题最高级会议的营养目标
（到 2000 年达到）

使 5 岁以下患有严重和中等程度营养不良的儿童减少到为 1990 年人数的 50%；

使出生体重轻（2.5kg 以下）的比率减少到 10%以下；

使妇女患铁缺乏症（贫血症）的人数比 1990 年减少 1/3；

实际消除碘缺乏失调症；

实际消除维生素 A 缺乏症及其后果，包括夜盲症；

使所有的妇女都能够完全用母乳喂养婴儿 4~6 个月，并在有补充食物的情况下继续用母乳喂养到 2 岁之前；

在 20 世纪 90 年代结束之前所有国家都建立促进生长发育和对其定期监测的制度；

为增加粮食生产以确保家庭粮食安全而传播知识和提供支持性服务。

附录2 《营养问题罗马宣言》

欢迎国家元首和政府首脑及其他高级贵宾出席会议。

1. 我们，来自联合国粮食及农业组织和世界卫生组织各成员的 ████████████，于2014年11月19—21日汇聚罗马，出席由粮农组织和世卫组织共同主办的第2届国际营养大会，研究如何应对各种形式营养不良造成的多重挑战，寻找今后几十年解决这些问题的机遇。

2. 重申1992年第一届国际营养大会、1996年和2002年世界粮食首脑会议、2009年世界粮食安全首脑会议，以及在世卫组织"2025年全球营养目标"、世卫组织"2013—2020年预防和控制非传染性疾病全球行动计划"等相关国际目标和行动计划中做出的承诺。

3. 重申人人有权获得安全、充足和营养食物，与《经济、社会和文化权利国际公约》以及联合国其他相关文书中提出的充足食物权和人人享有免于饥饿的基本权利相一致。

一、营养不良对包容性可持续发展和健康构成的多重挑战

4. 认识到各种形式的营养不良问题，包括营养不足、微营养素缺乏症、超重和肥胖症，不仅会对人们身体发育和认知发展造成负面影响，损害免疫系统，增加对传染性和非传染性疾病的易感性，限制人类实现潜能，降低生产力，以至威胁健康和福祉，而且还会给个人、家庭、社区和国家带来负面社会经济后果，造成沉重负担。

5. 认识到造成营养不良问题的根本原因和影响因素是复杂和多方面的。

①贫困、发展水平不足和社会经济地位低下是造成农村和城市地区营养不良问题的主要因素。

②无法不间断保质保量获得尊重国家和国际法律和义务，符合个人信仰、文化、传统、饮食习惯和喜好的充足食物。

③营养不良现象往往由于以下因素而加重：婴幼儿喂养和护理做法不当；环境卫生及人员卫生条件不良；缺乏受教育机会、无法获取

高质量保健服务和安全饮用水；食源性感染及寄生虫侵袭，以及粮食生产至消费整个过程不安全造成摄入的污染物达到损害性水平。

④流行病，如埃博拉病毒病，对粮食安全和营养提出巨大挑战。

6. 承认大多数国家都面临各种形式营养不良并存现象；尽管膳食风险影响到所有社会经济群体，但就营养状况、对风险的暴露程度以及膳食能量和营养素摄入的充足程度而言，国家之间以及国家内部存在很大差异。

7. 认识到某些社会经济和环境变化会对膳食结构和体力活动模式造成影响，人们越来越倾向久坐不动的生活方式，并食用更多富含脂肪，特别是饱和脂肪和反式脂肪、糖类及盐（钠）的食品，加剧了对肥胖症及非传染性疾病的易感性。

8. 认识到有必要应对气候变化和其他环境因素对粮食安全和营养的影响，尤其是对所产粮食的数量、质量和多样性的影响，采取适当行动应对负面效应。

9. 认识到冲突和冲突后局势、人道主义紧急情况和长期危机，尤其是干旱、水灾、荒漠化以及流行病，会阻碍实现粮食安全和营养。

10. 认识到为向所有人提供充足、安全、多样化、富营养食品以促进健康饮食，现行粮食系统正面临越来越多挑战，尤其是以下情况造成的制约：资源短缺、环境退化、生产和消费模式不可持续、粮食损失和浪费以及分配不平衡。

11. 认识到贸易是实现粮食安全和营养的一个关键要素，贸易政策应有利于通过一个公正、面向市场的世界贸易体系，促进人人实现粮食安全和营养，并重申需要如 1996 年《罗马宣言》所述，避免采取有违包括《联合国宪章》在内的国际法、危及粮食安全和营养的单边措施。

12. 深为关切地注意到，尽管许多国家取得了巨大成就，但近几十年在减少营养不良方面进展缓慢且不均衡，相关估算数据表明：

①食物不足发生率略有下降，但绝对数字仍居高不下，2012—2014 年遭受长期饥饿的人数估计达 8.05 亿人；

②慢性营养不良人数（依照发育迟缓衡量）有所减少，但 2013 年仍有 1.61 亿 5 岁以下儿童受到影响，遭受急性营养不良（消瘦）影响的 5 岁以下儿童为 5 100 万人；

③营养不足是造成 5 岁以下儿童死亡的主要原因，占 2013 年全球儿童死亡总数的 45%；

④[此时 20 亿人患有微量营养素缺乏症，尤其缺乏维生素 A、碘、]铁和锌等；

⑤儿童和成年人超重和肥胖率在所有区域均快速增长，2013 年有 4 200 万 5 岁以下儿童超重，2010 年有 5 亿多成年人患有肥胖症；

⑥膳食风险因素，加上运动量不足，其影响约占全球疾病和残疾负担的 10%。

二、制定共同愿景，采取全球行动，消除一切形式的营养不良

13. 我们重申：

①消除一切形式的营养不良，从卫生、道德、政治、社会和经济层面而言都刻不容缓，同时要特别关注儿童、妇女、老人、残疾人士、其他弱势群体以及处于人道主义紧急状况中人群的特殊需求；

②营养政策应促进生命各阶段获得多样化、平衡、健康的膳食。尤其是，应特别关注从怀孕到婴儿 2 岁的前 1 000 日，以及孕妇和哺乳妇女、育龄妇女和少女，具体做法包括倡导并支持采取适当的喂养和护理做法，包括前 6 个月完全母乳喂养，此后直至两岁和两岁之后继续母乳喂养和适当的辅助喂养。学龄前、学校、公共机构、工作场所及家庭内都应倡导健康膳食以及家庭健康餐饮方式；

③需要通过采取协调一致的跨领域政策、计划和举措，包括社会保护，支持各方在国际、区域、国家和社区层面开展跨相关部门的协调行动，以消除营养不良的多重负担，促进可持续粮食系统；

④粮食不应作为施加政治或经济压力的一种工具；

⑤粮食和农产品价格过度波动会对粮食安全和营养造成负面影响，需要更好地监测和应对其提出的种种挑战；

⑥为了改善饮食和营养，需要为食品安全和质量，包括农用化学

品的适当使用制定相关法律框架，具体做法为促进参与食品法典委员会制定国际食品安全和质量标准的各项活动，改进向消费者提供的信息，同时按照 WHA63.14 号决议的建议，避免向儿童推销和宣传食品及非酒精饮料的不当方法；

⑦需要完善营养数据和指标，提高所有国家尤其是发展中国家的数据收集和分析能力并为相关工作提供进一步支持，以便更有效地开展营养状况监督、政策制定和问责工作；

⑧有必要通过完善和基于证据的健康和营养信息，加强教育，增强消费者能力，使其能够针对食用产品消费做出知情选择，养成健康的饮食习惯；

⑨国家卫生体系应采取连贯一致的护理做法，包括促进健康、疾病预防、治理康复，以及通过解决不同人群的特定需求和脆弱性来减少不平等现象，将营养问题纳入工作范围，并确保为所有人提供综合性的卫生保健服务；

⑩营养和其他相关政策应特别重视妇女，赋予妇女和女孩权能，以此促进妇女充分、平等获得社会保护和资源，尤其包括收入、土地、水、资金、教育、培训、科技、保健服务等，从而促进粮食安全和健康。

14. 我们认识到：

①营养领域的国际合作及官方发展援助应酌情对各国营养战略、政策和计划以及监督举措予以支持和补充；

②建立一切情形下均为可持续的、公平的、可获取的、具有恢复能力和多样化的粮食系统，促进在国家粮食安全背景下逐步实现充足食物权；

③采取集体行动对改善营养状况至关重要，这要求各国政府、私营部门、民间社会和社区之间开展合作；

④确保按照国际法非歧视地可靠获取和利用资源对粮食安全和营养十分重要；

⑤需要执行协调的公共政策，对粮食和农业系统，包括种植业、畜牧业、林业、渔业及水产养殖进行综合考虑，兼顾资源、投资、环

境、人员、机构等因素以及粮食生产、加工、储存、流通、制备和消费等流程；

⑥家庭农户和小农，尤其女性农民，可在减少营养不良方面发挥重要作用，因此，应酌情通过综合的多部门公共政策给予支持，提高其生产能力和收入，加强其抵御能力；

⑦战争、占领、恐怖主义、内乱、自然灾害、疫病爆发和流行病，以及侵犯人权和不当社会经济政策，造成出现了千千万万难民、流离失所者、受战争影响的非战斗平民和移民，成为营养最脆弱的群体。恢复和照料这些群体的资源往往匮乏，营养不足现象十分常见。所有各方应开展合作，确保按照国家立法和国际法律以及联合国宪章，安全、迅速地向急需者输送和分配符合个人信仰、文化、传统、饮食习惯及爱好的粮食和药品供应；

⑧负责任的进行农业（农业一词涵盖种植业、畜牧业、林业和渔业）投资，包括对小农、家庭农业和粮食系统的投资，对消除营养不良现象至关重要；

⑨各国政府应保护消费者，尤其是儿童免受食物方面不恰当推销和宣传的影响；

⑩改善营养要提供健康、均衡和多样化饮食，包括在适当情况下提供传统膳食，满足所有年龄组以及所有拥有特殊营养需求群体的营养要求，避免过度摄入饱和脂肪、糖和盐（钠），同时要从根本上去除反式脂肪；

⑪粮食系统应全年提供能够满足人们营养需要、促进形成健康饮食习惯的食品；

⑫粮食系统需要帮助预防和应对包括人畜共患病在内的传染性疾病，解决抗菌药抗药性问题；

⑬粮食系统，包括粮食生产、加工和流通各环节，应具备持续性、灵活性和效率，公平地提供更多样化的食品，并充分关注对环境和健康影响的评估；

⑭应减少食物链各环节的粮食损失和浪费现象，以促进粮食安全、营养和可持续发展；

⑮包括世界粮食安全委员会在内的联合国系统以及国际和区域金融机构应开展更有效的合作，酌情支持国家和区域工作，加强国际合作和发展援助，加快在解决营养不良方面取得进展；

⑯除了其他相关活动和论坛之外，以"滋养地球，生命之源"为主题的 2015 年米兰世界博览会是一次宝贵的机会，可借此机会强调粮食安全和营养重要性，加强公众意识，促进辩论，宣传第 2 届国际营养大会成果。

三、采取行动

15. 我们致力于：

①消除全球范围内的饥饿问题及一切形式的营养不良，尤其是 5 岁以下儿童食物不足、发育迟缓、消瘦、体重不足和超重现象；消除妇女和儿童贫血症及其他微量营养素缺乏症；扭转超重和肥胖症的上升趋势，减少所有年龄组中膳食相关非传染性疾病的负担；

②增加对有效干预计划和行动的投资，以期改善人们的饮食和营养，包括在紧急情况下；

③制定从生产到消费的和相关部门之间的一致公共政策，加强可持续粮食系统，从而能够全年提供食品，满足人们营养需要，促进安全和多样化健康饮食；

④在相关的国家策略、政策、行动计划和方案中提高营养问题的地位，并相应协调各类国家资源；

⑤通过加强人员和机构能力，尤其是通过相关科学和社会经济研究与开发、创新和在相互商定条款的基础上进行恰当的技术转让，解决一切形式的营养不良问题，从而改善营养状况；

⑥加强并促进所有利益相关者做出贡献，推动国内及国家间开展合作，包括南北合作、南南合作及三方合作；

⑦制定政策、计划和措施，确保从生命初期到成年，包括孕前和孕期内的整个生命阶段，尤其是第 1 个 1 000 日的健康膳食，包括有特殊营养需求的人群的健康膳食，倡导、保护并支持纯母乳喂养时间从出生后的前 6 个月延长至 2 岁及以后，以及适当的辅助喂养、家庭健康饮食、学童健康校餐以及其他专门饮食；

⑧通过改善健康与营养信息和开展教育，赋予人们权能，为有关食品的知情决定创造一个有利环境，从而促进健康和多样化饮食习惯以及恰当的婴幼儿喂养做法；

⑨通过《行动框架》实施本宣言的各项承诺，这也有助于确保对全球营养目标的工作进展进行问责和监测；

⑩充分考虑解决宣言的各项承诺及 2015 年后发展议程，同时树立一项可能的全球目标。

16. 我们呼吁粮农组织和世卫组织协同其他联合国机构、基金和计划署，以及其他国际组织，根据请求支持各国政府制定、加强并实施其政策、方案和计划，应对营养不良的多重挑战。

17. 我们建议联合国大会通过《营养问题罗马宣言》以及提出了一系列供各国政府酌情采纳的自愿性政策备选方案和战略的《行动框架》，并考虑在现有架构内，利用现有资源，宣布 2016—2025 年为"营养行动十年"。

附录3　《行动框架》

化承诺为行动

一、背景

1992 年国际营养大会以来，在减少世界人口饥饿和营养不良状况方面得到了重大改善。然而，减少饥饿和营养不足的工作进展差异明显，进度极其缓慢。今天所面临的根本挑战在于如何通过落实一致的政策并加强所有相关部门工作的协调，以可持续方式改善营养状况。

二、宗旨和目标

本《行动框架》属于自愿性质。其宗旨是指导落实第二届国际营养大会（2014 年 11 月 19—21 日，意大利罗马）通过的《营养问题罗马宣言》所做各项承诺。基于现有各项承诺、目标和指标，《行动框架》提出一套政策方案和战略建议，可供政府①与其他利益相关者合作，酌情纳入其有关营养、卫生、农业②、发展和投资的国家计划，并在有关国际协议的谈判中加以考虑，以期改善所有人的营养状况。

所提建议主要面向政府领导，因为要在国家层面开展行动，与包括受影响社区在内的广大利益相关者开展对话，各国政府均肩负首要责任。各国政府可根据自身需求和情况以及区域及国家优先重点，包括法律框架，考虑所提政策和行动建议的适宜性。为便于问责，《行动框架》采纳了 2025 年前改善孕产妇和婴幼儿营养状况③和减少非

---

① 在所涉事项属于其职责范围内，"政府"一词应理解为包括欧洲联盟和其他区域组织。

② 在本文件中，"农业"一词包括种植业、畜牧业、林业和渔业。

③ 即：（1）将全球 5 岁以下儿童发育迟缓数量减少 42%；（2）将育龄妇女贫血率降低 50%。（3）将出生体重不足比率降低 30%；（4）儿童期超重人数不增加；（5）将生命最初 6 个月的纯母乳喂养比率提高至少 56%；（6）将儿童期销售比率减少并保持在 5%以下。

传染性疾病风险因素①的既定全球目标。

三、建议的一套政策和计划方案

建议实施以下一系列政策和计划方案，以创造有利环境，改善各部门的营养状况。

（一）行动建议：为有效行动创造有利环境

建议 1：加强政治动员和宣传活动，在国家一级加强营养的政治承诺和社会参与。

建议 2：制定或酌情修订国家营养计划并估算实施成本，协调各部委和机构制定的对营养产生影响的政策，加强营养领域的法律框架和战略能力。

建议 3：加强并酌情建立国家层面的跨政府部门、跨行业部门、涵盖多方利益相关者的粮食安全和营养机制，以监督营养领域各项政策、战略、计划及其他投资的落实情况。可能需要在不同层面建立此类平台，并建立健全保障机制，防止滥用职权，防范利益冲突。

建议 4：增加对营养领域的可持续负责任投资，特别是在国家层面运用国内资金；通过创新融资手段来找到更多资源；促进发展伙伴增加对营养领域的官方发展援助，并酌情推动私人投资。

建议 5：提高粮食和营养相关多部门信息系统的可用性、质量、数量、覆盖范围和管理，以改进政策制定和问责。

建议 6：促进开展国家间协作，如南北合作、南南合作、三方合作等，在营养、粮食、技术、研究、政策和计划领域开展信息交流。

建议 7：联合国系统各机构、方案和基金在其职能范围内加强营养治理并协调政策、战略和计划。

（二）行动建议：促进健康膳食的可持续粮食体系

建议 8：审查国家政策和投资活动，将营养目标纳入粮食和农业政策、计划设计和实施过程，加强营养敏感型农业，确保粮食安全，实现健康膳食。

---

① 即：（1）将盐摄入量减少30%；（2）遏制青少年和成年人肥胖发病率的增长。

建议 9：加强地方粮食生产和加工，尤其是小农①和家庭农户的粮食生产和加工能力，要特别关注妇女赋权问题，同时认识到有效高效的贸易是实现营养目标的关键所在。

建议 10：促进作物多样化，包括未得到充分利用的传统作物，提高水果蔬菜产量，根据需要生产相应动物源性产品，采取可持续粮食生产和自然资源管理措施。

建议 11：改进储藏、保存、运输和流通技术及基础设施，减少季节性粮食不安全状况，降低粮食和营养成分的损失和浪费。

建议 12：设立并加强可提高危机易发地区（包括受气候变化影响的地区）粮食供应抵御能力的机制、政策、计划和服务。

建议 13：制定、采用并酌情调整健康膳食国际准则。

建议 14：鼓励在食品和饮料中逐渐减少饱和脂肪、糖、盐（钠）以及反式脂肪的含量，以防止消费者过量摄入，并根据需要增加食品营养素含量。

建议 15：探索监管性和自愿性手段，如符合食品法典和世界贸易组织规则的营销、宣传和标签政策、经济激励手段或限制措施等，以促进健康膳食。

建议 16：制定食品或基于营养的标准，以便公共设施提供健康膳食和安全饮用水，如医院、托儿所、工作场所、大学、学校、餐饮服务场所、政府机关和监狱等，同时鼓励为母乳喂养建立相应设施。

（三）行动建议：国际贸易和投资

建议 17：鼓励各国政府、联合国各机构、方案和基金、世界贸易组织以及其他国际组织把握通过贸易和投资政策实现全球粮食和营养目标的机会。

建议 18：通过适当的贸易协定和政策，提高粮食供应的可供量和可获得性，同时努力确保此类协定和政策不会对其他国家的充足食物权造成负面影响。

---

① 小农包括农业和粮食工人、手工渔民、游牧民、土著居民和无土地者（世界粮食安全委员会，《全球粮食安全和营养战略》，2013 年）。

（四）行动建议：营养教育和信息

建议19：根据国家膳食准则以及粮食和膳食相关的统一政策，开展营养教育和信息干预活动，手段包括改进学校课程；在卫生、农业和社会保护服务、社区干预以及销售点信息（包括加贴标签）等领域开展营养教育。

建议20：增强开展营养教育活动的能力和能力，增加面向一线工作人员、社会工作者、农技推广人员、教师和医护专业人员。

建议21：适当开展社会营销活动和促进改变生活方式的宣传计划，提倡开展体力活动，促进膳食多样化，鼓励食用果蔬类富含微量营养素的食品，包括地方传统食品并把文化因素纳入考量，改善儿童和孕产妇营养状况，采用适当的照料方式，确保充足的母乳喂养和辅食，同时要针对粮食系统中的不同受众和利益相关者并相应加以调整。

（五）行动建议：社会保护

建议22：将营养目标纳入社会保护计划和人道主义援助安全网计划。

建议23：利用现金和粮食转移方式，包括学校供膳计划及其他针对弱势群体的社会保护形式，通过更好地获取遵守国家和国际法律及义务，符合个人信仰、文化、传统、饮食习惯和喜好，营养上适合健康膳食的食品来改善膳食。

建议24：为人人创造体面就业，包括通过促进个体经营，增加最弱势群体的收入。

（六）行动建议：强有力且具抵御能力的卫生保健体系

建议25：加强卫生保健体系，推动全民医保①，特别是通过初级卫生保健，使国家卫生体系能够解决各种形式的营养不良问题，尤其是满足弱势群体的特殊需求。

---

① 按照WHA67.14决议前言第9段，全民医保意味着人人都不受歧视地享有国家确定的一整套所需的促进、预防、治疗、姑息治疗和康复方面的基本保健服务，以及必要、安全、负担得起，有效和优质的药品，同时确保使用这些服务不至于让使用者发生经济困难，并要特别注重人口中的贫穷、弱势和边缘化阶层。

建议 26：实施正确战略，加强人力资源、领导和治理，改进卫生系统筹资和服务，以及确保提供基本药物、信息和监测，改进把营养行动纳入卫生保健体系的工作。

建议 27：促进人们普遍享用所有直接营养行动以及通过卫生保健计划对营养问题产生影响的相关卫生保健行动。

建议 28：划拨相应财政资源，制定适当政策，实施世卫组织《婴幼儿喂养全球战略》、世卫组织《2012—2025 年孕产妇和婴幼儿营养全面实施计划》以及世卫组织《2013—2020 预防和控制非传染性疾病全球行动计划》。

（七）行动建议：促进、保护和支持母乳喂养

建议 29：调整和实施《国际母乳代用品销售守则》以及世界卫生大会的相关决议。

建议 30：采取政策和措施（酌情包括劳工改革），促进对职场母亲的保护①。

建议 31：实施有关政策、计划和行动，确保卫生保健机构促进、保护和支持母乳喂养，包括爱婴医院倡议。

建议 32：通过宣传、教育和能力建设，鼓励和促进营造良好环境，促使男人，尤其是父亲积极参与并与母亲共同分担照料婴幼儿的责任；同时赋予妇女权能，改善其整个生命过程中的健康和营养状况。

建议 33：确保紧急情况和人道主义危机中实施的各项政策和措施能够促进、保护和支持母乳喂养。

（八）行动建议：解决消瘦问题

建议 34：采取相关政策和行动并筹措资金，通过实施基于社区的急性营养不良管理，扩大消瘦治疗范围，并提高儿童疾病综合管理。

建议 35：将灾害和紧急情况防备纳入相关政策和计划中。

（九）行动建议：解决发育迟缓问题

建议 36：制定政策并加强干预措施，改善孕产妇营养和保健，

---

① 具体参阅国际劳工组织《保护产妇公约》（第 183 号）及相应第 191 建议书。

这项工作应首先从少女着手，并扩展至孕期和哺乳期女性。

建议 37：制定卫生保健政策、计划和战略，促进最佳婴幼儿喂养，特别是纯母乳喂养至 6 个月大，之后（6~24 个月）适当添加辅食。

（十）行动建议：解决儿童超重和肥胖问题

建议 38：为实施方案提供健康、营养和充足营养相关的饮食咨询。

建议 39：改善儿童营养状况和成长，特别是让母亲了解到辅食的供应和销售，并改善婴幼儿补充营养餐计划。

建议 40：根据世卫组织建议，规范管理向儿童推销食品和非酒精饮料的行为。

建议 41：创建有利环境，提倡体育活动，在生命早期解决久坐不动的生活方式。

（十一）行动建议：解决育龄妇女贫血问题

建议 42：通过食用高营养食品，特别是在必要情况下食用富含铁的食品，提高微量营养素的摄入，通过强化和补充战略，促进健康、多样化膳食。

建议 43：为孕妇每日提供铁和叶酸及其他营养补充剂，作为产前保健工作的一部分；在贫血发生率达 20% 或更高的地区，周期性为经期妇女补充铁和叶酸，并在适当情况下开展驱虫工作。

（十二）行动建议：保健服务机构如何改善营养状况

建议 44：落实各项政策和计划，确保人人都能获得并使用驱虫蚊帐，为疟疾中度和重度流行地区的孕妇提供预防治疗服务。

建议 45：定期为地方病流行区的所有学龄儿童驱虫。

建议 46：实施各项政策和计划，提高保健服务能力，预防和治疗传染性疾病①。

建议 47：为腹泻儿童补充锌，以缩短腹泻病程，减轻腹泻程度，防止后续患病。

---

① 包括预防艾滋病母婴传播，麻疹免疫计划和为泌尿系统感染的女童提供抗生素治疗。

建议 48：为学龄前儿童提供铁和尤其是维生素 A 补充剂，以降低贫血风险。

建议 49：实施各项政策和战略，确保所有女性都能获得生殖健康服务和信息，劝阻青春期妊娠，鼓励延长怀孕间隔时间。

（十三）行动建议：水资源、环境卫生和个人卫生

建议 50：实施各项政策和计划，采用参与性方法改善农业和粮食生产中的水资源管理①。

建议 51：酌情在民间社会的参与和国际合作伙伴的支持下，投资并致力于使人们普遍获取安全饮用水。

建议 52：实施各项政策和战略，采用参与性方法确保普遍实现良好环境卫生②，推广安全卫生习惯，包括用肥皂洗手。

（十四）行动建议：食品安全和抗菌药抗药性

建议 53：酌情制定、建立、实施和加强食品监管体系，包括审议国家食品安全立法和法规并推动其现代化，确保粮食生产者和供应商在整个食物链中负责任操作。

建议 54：积极参与食品法典委员会关于营养和食品安全的工作，酌情在国家层面实施国际上已通过的标准。

建议 55：参与国际网络并对其作出贡献，交换食品安全信息，包括管理紧急事件的信息。

建议 56：提高有关利益相关者对抗菌药抗药性所引起问题的认识，实施适当跨部门措施解决抗菌药抗药性问题，包括使用兽药和人用药物时谨慎使用抗菌药。

建议 57：按照国际主管机构通过且得到国际公认的标准，制定并实施关于在食品动物生产中谨慎使用抗菌药的国家准则，减少抗菌药的非治疗性用途，如未做 CAC/RCP61—2005 食品法典行为规范中规定的风险分析，逐渐停止将抗菌药用作生长促进剂。

---

① 包括减少灌溉中的水资源浪费，采取一水（包括废水）多用的策略，以及更好地采用合适的技术。

② 包括实施有关废水安全利用和环境卫生的有效风险评估和管理措施。

（十五）问责建议

建议 58：鼓励各国政府制定营养目标和中期里程碑，与实施时限（2016—2025 年）及世界卫生大会所确立的全球营养和非传染性疾病指标相一致。请各国政府将商定的营养成果国际指标（以追踪国家目标的实现进展）、营养计划实施情况（包括干预措施的覆盖范围）和营养政策进展（有助营养问题方面的体制变化、能力和投资情况）纳入其国家监测框架①。应通过现行机制尽可能全面实施监测工作。

建议 59：粮农组织和世卫组织将酌情与其他联合国机构、基金和方案以及其他相关区域和国际组织密切合作，在各国自我评估及其他监测和问责机制（例如"加强营养"行动自我评估报告、向粮农组织大会和世界卫生大会提交的报告、全球营养报告）所提供的可用信息基础上，共同编写关于《营养问题罗马宣言》中所做承诺实施情况的报告。

建议 60：请粮农组织和世卫组织领导机构及其他相关国际组织考虑将第二届国际营养大会总体后续行动报告列入粮农组织和世卫组织领导机构例会，包括粮农组织区域会议和世卫组织区域委员会会议（可能每两年举行）的议程。还请粮农组织和世卫组织两总干事酌情向联合国大会转交此类报告。

---

① 应在《全球孕产妇和婴幼儿营养监测框架》《全球非传染性疾病行动计划监测框架》和粮食安全监测指标（粮农组织营养不足发生率指标、粮食不安全体验量表和其他广泛使用的指标）的基础上制定监测框架。

附录 4　联合国 17 个可持续发展目标

目标 1：在全世界消除一切形式的贫困。

目标 2：消除饥饿，实现粮食安全，改善营养状况和促进可持续农业。

目标 3：确保健康的生活方式，促进各年龄段人群的福祉。

目标 4：确保包容和公平的优质教育，让全民终身享有学习机会。

目标 5：实现性别平等，增强所有妇女和女童的权能。

目标 6：为所有人提供水和环境卫生并对其进行可持续管理。

目标 7：确保人人获得负担得起的、可靠和可持续的现代能源。

目标 8：促进持久、包容和可持续经济增长，促进充分的生产性就业和人人获得体面工作。

目标 9：建造具备抵御灾害能力的基础设施，促进具有包容性的可持续工业化，推动创新。

目标 10：减少国家内部和国家之间的不平等。

目标 11：建设包容、安全、有抵御灾害能力和可持续的城市和人类住区。

目标 12：采用可持续的消费和生产模式。

目标 13：采取紧急行动应对气候变化及其影响。

目标 14：保护和可持续利用海洋和海洋资源以促进可持续发展。

目标 15：保护、恢复和促进可持续利用陆地生态系统，可持续管理森林，防治荒漠化，制止和扭转土地退化，遏制生物多样性的丧失。

目标 16：创建和平、包容的社会以促进可持续发展，让所有人都能诉诸司法，在各级建立有效、负责和包容的机构。

目标 17：加强执行手段，重振可持续发展全球伙伴关系。